Heinz P. Binder

Die Mitte bin ich

Die Philosophie des Bogenschießens

edition keiper

www.editionkeiper.at

1. Auflage Oktober 2018
Cover, Layout und Satz: textzentrum graz
Coverfoto und Fotos Innenteil: Heinz P. Binder
Fotos letzte Seite: Stadt Graz/Fischer
Druck: Printera
ISBN 978-3-903144-55-2

Heinz P. Binder

Die Mitte bin ich

Die Philosophie des
Bogenschießens

Danke für das Da-Sein mit euch allen.
Im Besonderen mit all meinen Lieben.

Die Kunst ist es nicht,
das Ziel – die Mitte – zu treffen,
sondern in sich die Mitte zu finden
und mittig zu werden.
Die Hauptübung beim
therapiegestützten meditativen
Bogenschießen
ist das Erfahren
und Wahrnehmen der Mitte.

I Frühmorgens in Nepal

Frühmorgens, Glockengebimmel, vom nahen Tempel herauftönend, leise anschwellend – Stille – und dann – die Stille störend, kaum wahrnehmbar – ein Laut, den ich hier in Nepal noch nie gehört hatte, der mir jedoch vertraut war: Tock! Und dann wieder: Tock! Neugierig geworden, trat ich aus der Tür des kleinen Häuschens, das ich bei meinen Aufenthalten in Nepal immer bewohnte und das am Rande eines kleinen Bergdorfes stand. Und dann sah ich ihn, den Verursacher der Geräusche: gekleidet in der traditionellen nepalesischen Tracht, den Oberkörper aufgerichtet, in einem leicht gegrätschten Stand verharrend, tief in sich versunken, einen traditionellen Bambusbogen in der linken und drei Pfeile in der rechten Hand, stand er auf einem nahe liegenden Plateau und übte sich in der Kunst des Bogenschießens. Ruhig und gelassen nahm er einen Pfeil nach dem anderen, nockte ihn in die Sehne ein, spannte den Bogen und löste in einer Art von natürlicher Anmut und Selbstvergessenheit die Pfeile, wie ich es zuvor noch nie hatte beobachten können.

Ich erinnerte mich, dass der tibetische Ausdruck für »Buddhist« nangpa *lautet.* Nang *heißt »innen« und* pa *»jemand«; es bedeutet also: »Jemand mit Einsicht, jemand mit Innenschau, jemand, der die Wahrheit nicht im Außen sucht, sondern in sich«. Und diesen Eindruck machte der Bogenschütze in seinem Tun auch auf mich: Im ganzen Prozess fiel mir ein Gewahrsein auf, das, gepaart mit Aufmerksamkeitslenkung, eine besondere Art von Innerlichkeit darstellte, die ihren Ausdruck in der Präsenz des Bogenschützen fand, die sich auch nicht änderte, als er zu der circa 40 Meter entfernten Holztafel schritt und die Pfeile aus dem Holz zog.*

Die archaische Kunst des Bogenschießens ist auch heute noch ein lebendiger, rituell-kultureller Ausdruck der indigenen Himalaya-Völker.

Die Menschen in Nepal sind der Auffassung, dass alles mit allem verwoben und verbunden ist und mit dem Universum eine Einheit bildet. Eine Einheit, die auch im Bogenschießen ihren Ausdruck findet.

Für die Nepali ist rituelles Bogenschießen ein Weg der Verinnerlichung, wo die Praxis zu einem kontemplativen Tiefengeschehen wird, fußend auf der Überzeugung einer Balance von Himmel-Mensch-Erde. Natürliche Ordnung und Gesundheit bestehen in der ausgewogenen Übereinstimmung von Transzendenz (Himmel), Wesen (Mensch) und Natur.

Die Methodik des Bogenschießens bietet zudem eine Möglichkeit, zielgerichtet auf die körperlich-seelisch-geistige Verfassung einzuwirken. Nach dem Verständnis meines Freundes Mohan Rai ist ein gesunder Mensch jemand mit einem guten Selbstwertgefühl. Fehlt das, dominieren Ängste, die wiederum den Fluss der Lebenskraft (Shakti)[1] blockieren, was im äußerlichen Erscheinungsbild eines Menschen, an der Körperhaltung, zum Ausdruck kommt.

Bei der Übung des Bogenschießens erfährt sich der Schütze bzw. die Schützin einerseits eingebunden in einen körperlichen Prozess des Auf- und Ausrichtens, des Haltens und Loslassens, der An- und Entspannung. Andererseits erfährt der oder die Übende eine Wandlung, die Auswirkungen auf der psychischen Ebene hat.

Grundbedingung dafür ist, sich in vollem Bewusstsein auf einen von Ritualen begleiteten Prozess einzulassen, bei dem, Mantras rezitierend, gesungen und getanzt wird. Alles rückt dabei im Ritual zusammen und wird miteinander verwoben: die Natur und alle Wesen in ihr, die Menschen und das Universum, die Vergangenheit und die Zukunft, die Geburt und der Tod, Werden und Vergehen.

---

1 Alle unterstrichenen Begriffe werden in einem Glossar ab Seite 101 erklärt.

II

Inhalt

III

Vorwort

Das Ausüben der Kunst des Bogenschießens habe ich immer als einen kreativen Selbsterfahrungsprozess angesehen. Darin habe ich mich über die Jahre immer weiter entwickelt und meine Bogenschießpraxis verfeinert. Ich habe gelernt, schlanke und leistungsstarke Bögen zu bauen; dabei habe ich mir manuelle Fähigkeiten angeeignet, die es mir erlauben, mit den unterschiedlichsten Hölzern zu experimentieren. Vor diesem Hintergrund und dank meiner persönlichen Erfahrungen als Yoga- und Qigong-Lehrer sowie meiner langjährigen beruflichen Tätigkeit als Psychotherapeut möchte ich einen sehr persönlichen Weg aufzeigen, der es erlaubt, mit sich selbst in Einklang zu kommen, sich zu erden, sein inneres Ziel anzuvisieren und sich seiner Mitte zu nähern. Nicht, um mehr zu erreichen oder besser zu werden als die anderen, sondern um mit sich selbst in Kontakt zu kommen, die eigenen Blockaden und Grenzen zu überwinden, den Perfektionismus hinter sich zu lassen, um mit den eigenen Fehlern leben zu lernen und daran zu wachsen.

Wir leben in einer schnelllebigen Zeit, in der Entwicklungen, Weltanschauungen und Ideen einem raschen Wandel unterworfen sind. Neue Technologien haben innovative Errungenschaften ersetzt, Altes, Bewährtes wurde über Bord geworfen und verdrängt. Neues, Brauchbares wird schnell gefunden, Neuerungen vollziehen sich in einer atemberaubenden Geschwindigkeit und bestimmen dadurch Denk- und Verhaltensweisen des Menschen von heute.

Fazit ist, dass der Mensch durch diese entfremdende Lebensweise leidet, bringt sie doch mit sich, dass die menschliche Natur und das ökologische Gefüge dieser Welt sukzessive zerstört werden.

Seitens der Psychotherapie gibt es unterschiedlichste Zugänge, diese Entfremdung zu lindern und den Menschen seiner Ursprünglichkeit wieder näher zu bringen. So haben Größen der Psychotherapie die Unterdrückung der Triebe (Freud), die Erstickung der Spontanität (Moreno), die Verpanzerung des Körpers (Reich), die Verödung der »awareness« (Perls) oder die Zerstörung des »Gemeinschaftsgefühls« (Adler und Goodman) ins Zentrum ihrer Arbeiten gestellt (vgl. Ort / Petzold, S. 94).

Meine Suche nach ursprünglichen Lebensweisen und traditionellen schamanistischen Ritualen, die ich auch in meine Arbeit als Psychotherapeut einfließen lassen könnte, führte mich vor vielen Jahren erstmals nach Nepal.

Einige Zeit zuvor wurde mein Interesse an ethnotherapeutischer Ritualarbeit durch ein Gespräch mit einer Kollegin geweckt, die mir von ihren Erfahrungen in Nepal berichtete. Besonders ein Ritual – genannt »Das Durchtrennen der Schicksalsfäden« – weckte meine professionelle Neugier. Dabei wird im Zuge eines Rituals mit Hilfe mehrerer Schamanen versucht, die Belastungen des bisherigen Lebens und aller vorhergehenden Leben symbolisch zu lösen.

Auf meine Frage, wo sie dieses spezielle Ritual kennengelernt hätte, nannte sie mir das schamanistische Zentrum von Mohan Rai in Kathmandu. Zwei Monate später saß ich bereits im Flugzeug nach Nepal, um von Mohan Rai in den nächsten drei Wochen in den Grundlagen des nepalesischen Schamanismus unterrichtet zu werden.

Mohan Rai, das Oberhaupt der Chamling-Rai, ein Stamm des Kirati-Volkes, wurde mir ein einzigartiger und wertvoller Lehrer, mit dem mich bis zu seinem Tod im Jahr 2016 eine tiefe Freundschaft verband.

Als Mohan Rai (geb. 1932 in Bhutan, auch als Bergführer von Reinhold Messner tätig) ausländische Anthropologen dabei unterstützte, indigene Schamanen verschiedener Ethnien Nepals für Interviews aufzusuchen, wurde ihm bewusst, dass die aussterbenden schamanischen Traditionen seines Volkes auf großes Interesse bei westlichen Studenten stießen. In diesem Interesse sah er eine Möglichkeit, das Wissen und die Weisheit seines Volkes zu bewahren.

Durch ihn und seine Kontakte zu anderen indigenen Völkern, wie den Tamang und Gurung, um nur zwei zu nennen, lernte ich die Lebensweise einer naturverbundenen Kultur kennen. Bei meinen Aufenthalten in den hochgelegenen Dörfern des Himalaya erlebte ich die Qualität eines ursprünglichen Eingebettetseins in eine Welt, die dort noch in einer unverfälschten Weise präsent ist. Über die Jahrtausende haben die Menschen durch ihre tiefe Verbundenheit mit der Natur und der daraus resultierenden Lebensform und Lebensweisheit eine umfassende Heilkultur entwickelt.

Eingeführt in die reichhaltige Ritualwelt der Himalaya-Bewohner wurde ich von Danshing Tamang, der mir im Laufe der Jahre durch unsere intensive Zusammenarbeit zum Mithu wurde.

IV
Bogenschießen als Selbsterfahrung

Bogenschießen im Sinne des therapiegestützten meditativen Bogenschießens (TMB) ist ein erlebnisorientierter Selbsterfahrungsprozess, bei dem Innerlichkeit und ausgerichtete Aufmerksamkeit als ein Zusammenspiel von »Innen und Außen« miteinander verflochten werden.

- Beim TMB geht es darum, sich selbst mit allen Sinnen zu erleben, sich anzunehmen und einen guten Umgang mit sich selbst zu finden. Über verschiedene Formen der Auseinandersetzung mit sich selbst erfahren die Ausübenden, dass sie durch eigenes Tun ihr psychisches und physisches Wohlbefinden beeinflussen können.

- TMB zielt auf persönliches Wachstum und Entwicklung ab. Dabei steht die Förderung von Selbsterkenntnis und Selbstverwirklichung auf körperlicher, seelischer und geistiger Ebene im Vordergrund. Ist beim therapiegestützten meditativen Bogenschießen die äußere Form eingeübt, dann beginnt die eigentliche Arbeit: die unermüdliche Arbeit an sich selbst. Denn die Kunst des TMB besteht darin, sich selbst zu entdecken und durch den Prozess der Selbsterfahrung das Gelingen der äußeren Leistung hintanzustellen.

Therapiegestütztes meditatives Bogenschießen ist praktisches Tun – in Gewahrsein ausgeführt. Diese Form des achtsamen Übens ermöglicht uns, intensiver in Kontakt mit uns selbst zu treten und innere Lebensfreude zu kultivieren. Es trägt zu einer ganzheitlichen Integration des Menschen auf unterschiedlichen Ebenen bei.

- Auf der körperlichen Ebene werden sensorische (visuelle, auditive, olfaktorische und taktile) Fähigkeiten verbessert. Zudem werden Geschicklichkeit, Beweglichkeit, Elastizität, Spannkraft und Ausdauer gefördert. Es kommt neben einer Anregung der kinästhetischen Wahrnehmung zu einer verstärkten Koordination der sensomotorischen Abläufe, die Kondition und die Fitness werden ebenso gestärkt.

- Auf der emotionalen Ebene bietet das TMB einen geschützten Erfahrungsraum zum Erleben unterdrückter oder maskierter Gefühle wie Angst, Unsicherheit oder Aggression. Beim TMB werden Strategien vorgestellt, um besser mit Frustration und »Fehlern« umgehen zu können. Das Bestreben ist nicht, Gefühle zu unterdrücken, sondern sie situationsbezogen adäquat und authentisch zu leben.

- Auf der willentlichen Ebene werden Zielgerichtetheit und Entscheidungsfähigkeit, aber auch Eigenaktivität und die Übernahme von Eigenverantwortung sowie das Anspannungs- und Entspannungsvermögen gefördert.

- Auf der geistigen Ebene kommt es zu einer Auseinandersetzung mit unterschiedlichen Gewahrseinskonzepten aus Ost und West. Die interkulturelle Begegnung und der damit verbundene Dialog kann zu einer erfahrungsorientierten Sinnschöpfungsquelle werden und somit dazu beitragen, das Leben zu bereichern.

Dem weisen Mann steht die ganze
Welt offen,
ist doch das Vaterland einer edlen
Seele der Kosmos.

(Demokrit, Fragment 247)

Beim therapiegestützten meditativen Bogenschießen gehen wir im Speziellen der Frage nach, wie die in jedem Menschen vorhandenen Ressourcen optimal genutzt werden können. Indem die eigenen Kräfte entwickelt und gestärkt werden und der Blick immer wieder auf die eigenen Ressourcen gelenkt wird, kann aus einem zunächst groß erscheinenden Problem eine lösbare Herausforderung werden.

- Neben persönlichkeitsbildenden Kompetenzen und Fertigkeiten wird der Begegnung und Auseinandersetzung mit dem Du eine hohe Bedeutung beigemessen.

- Auf der sozialen Ebene wird im gemeinsamen Tun der Austausch mit anderen gefördert. Dabei verschmelzen im therapiegestützten meditativen Bogenschießen zwischenmenschliche und kreativ-erlebnisorientierte Prozesse.

Beim Bogenschießen Freude an der Begegnung mit anderen Menschen zu haben und dadurch zwischenmenschliche Beziehungen zu erweitern und zu vertiefen, ist ein Grundanliegen des TMB. Diese Erfahrung durfte ich in den letzten Jahren in unzähligen freudvollen, lustigen und lebendigen Begegnungen machen.

Seitdem ich mich intensiv mit der Kunst des Bogenschießens beschäftige, bin ich einer Vielzahl von Bogenschützinnen und -schützen bei unterschiedlichsten Veranstaltungen, sei es bei Turnieren, Vereinstreffen oder Bogenbauseminaren, begegnet. Ich habe Menschen getroffen, die mir das Gefühl von Zugehörigkeit und Verbundenheit vermittelten, mir ihre Erfahrungen weitergaben und von denen ich lernte, den Bewegungsablauf beim Bogenschießen zu unterteilen – angefangen von Körper-, Hand- und Armhaltung bis hin zum Ankern, Lösen des Pfeiles und Nachhalten (Release).

Bei Felix Jestl aus Lockenhaus, einem Urgestein des österreichischen Bogenbaus, habe ich all das gelernt, was ich brauche, um einen leistungsstarken Bogen zu bauen. Über das gemeinsame Tun gewann ich Freunde, mit denen ich im Wald auf verschiedensten 3D-Parcours unterwegs war und heute noch bin. Ich habe mit ihnen über Gott und die Welt philosophiert. Wir haben gelacht und gescherzt und uns über das gemeinsame Sein im Wald, über die Schönheit der Natur oder über besonders gut gelungene Schüsse gefreut.

Als ich im Jahr 2015 während des Erdbebens in Nepal war, haben sich diese Menschen um mich gesorgt, um mich gebangt und später dann, als ich für meine Freunde in Nepal Spenden sammelte, haben sie mich ermutigt und tatkräftig unterstützt.

➻ Auf der ethischen Ebene befasst sich das therapiegestützte meditative Bogenschießen mit der Verantwortung des Menschen seinen Mitmenschen und seiner Umwelt gegenüber. Es schließt die Überzeugung mit ein, dass der Mensch die Aufgabe hat, der Natur, die ihn umgibt und in der er sich bewegt, mit Achtsamkeit und Respekt zu begegnen. Dabei vertritt das TMB die Auffassung, dass der Mensch nicht über der Natur steht, sondern Teil der Natur ist. Eine Kernaussage, die zudem beinhaltet, dass jedes Lebewesen geschützt und sein Lebensraum geachtet werden sollte.

Die Besonderheit des therapiegestützten meditativen Bogenschießens besteht auch darin, dass immer wiederkehrenden Lebensthemen Raum gegeben wird. So wie es das Leben von jedem Einzelnen einfordert, die individuelle kontextabhängige Zuschreibung von Sinn und Bedeutung vielfältiger Lebensereignisse immer wieder neu zu definieren, gilt es auch im Übungsprozess des therapiegestützten meditativen Bogenschießens, die eigene Begegnungsform mit wichtigen Lebensthemen zu überdenken und neue Wege zu beschreiten. Durch die sich wiederholende Konfrontation und die damit einhergehende Bewältigung von Lebensthemen wird die Integrationsarbeit zu individuellen kontextbezogenen Lebenserfahrungen ermöglicht. Dabei wird die Hin-Bewegung personaler Entwicklung zu einer Daseinsqualität, die von Akzeptanz und der Form innerer Gelassenheit geprägt ist. Dies wiederum schafft die Kraft für die Begegnung mit den Herausforderungen des Lebens.

Der Wald – Raum für Selbsterfahrung

Wir sollten lernen, die Erde als unser Zuhause zu betrachten.
Wenn wir erkennen, dass wir eins sind,
wird die Erde zu unserem Heimatland.
(Thich Nhat Hanh)

Der Wald ist ein unschätzbares Refugium für viele Lebewesen, mit einer Vielzahl von unterschiedlichen Tier- und Pflanzenarten, und stellt ein einzigartiges Ökosystem dar, in dem alles ineinandergreift.

Der Wald ist seit jeher eng mit der Lebensweise des Menschen verbunden. Schon ein kurzer Aufenthalt im Wald senkt den Stresslevel, hebt das Wohlbefinden und stärkt sogar messbar das Immunsystem. Bei einer von japanischen Wissenschaftlern durchgeführten Untersuchung (2003) wurde aufgezeigt, dass der Aufenthalt im Wald den Blutdruck senkt, Gehirnvorgänge im präfrontalen Bereich positiv beeinflusst sowie Schmerzen und negativen Stress eindämmt. Auch Menschen mit anderen Symptomen – insbesondere bei vielen psycho-physischen Diagnosen – wird der Aufenthalt im Wald als »Naturtherapie« empfohlen. So gewinnen auch in der neuen Psychotherapie – in Fachkreisen spricht man von einer »Dritten Welle« – die Formen der Naturtherapien eine immer größere Bedeutung (vgl. Petzold & Hörnberg, 2014).

Da es für Wälder oft kaum Karten zur Orientierung oder ausreichende Wegausschilderungen gibt, ist man im Wald sich selbst und seinem Orientierungssinn überlassen. Im Wald lernen wir wieder, unserem Instinkt zu vertrauen und auf längst vergessen geglaubte Kenntnisse zurückzugreifen.

Bewusst durch den Wald gehend, still auf einer Lichtung stehend oder unter einem Baum sitzend, kommen wir wieder in Kontakt mit uns selbst und mit dem, was uns umgibt. Dadurch, dass wir bei uns sind, können wir unsere Aufmerksamkeit einer einzigen Sache widmen, wir sind fokussierter und unserer Umgebung auch zugewandter.

Im Wald erlebe ich immer wieder die Seins-Qualität natürlicher Lebensräume. Da draußen im Wald ist, wenn ich mich adäquat verhalte, die Verbundenheit mit der Natur noch erfahrbar. Mit allen Sinnen in »unberührten« Landschaften unterwegs zu sein hilft mir, wieder in Kontakt mit mir selbst und der Welt um mich herum zu kommen. Wenn ich im Wald bin und mit allen Sinnen die Eindrücke in und um mich aufnehme – den Duft von Blumen, Kräutern und frischem Harz rieche, das Gezwitscher der Vögel, das Summen von Bienen und anderer Insekten sowie das Knacken der sich leicht im Wind bewegenden Bäume höre, die unterschiedlichen Braun- und Grünschattierungen der Waldesfauna oder das durch das Nadel- und Blätterdach einfallende Sonnenlicht mit meinen Sinnen wahrnehme und unter meinen Füßen den Waldboden und dessen Unebenheiten erspüre –, dann versiegt meist die Flut der Gedanken, Ruhe und Ausgeglichenheit stellen sich ein und Gefühle der Dankbarkeit und des Staunens über das Wunderwerk Natur klingen in mir an. Aber auch Gefühle der Freude und des Stolzes werden wach, wenn ich mit meinen Händen meinen selbst gebauten Holzbogen umfasse und mich darauf besinne, ihn mit meinen eigenen Händen gefertigt zu haben.

Der Göttliche Geist
schläft in den Steinen,
atmet in den Pflanzen,
träumt in den Tieren
und erwacht in den Menschen.

(Indische Weisheit)

Für viele Generationen war und ist der Wald Lebens- und Erholungsraum, aber auch ein Ort der Stille, des Rückzugs, der Spiritualität, der Meditation und des Geheimnisvollen. Als mystisch-magischer Ort wurde der Wald einerseits oft gemieden, andererseits zog er die Menschen stets in seinen Bann. So war der Wald Wohnort der Geister, aber auch ein Kraftort, der die Seele aufleben lässt. Die Faszination uralten Lebens und die Erlebnisse in der Abgeschiedenheit unberührter Natur regten nicht selten die Fantasie an. Seit ältesten Zeiten spiegelt sich dies in Sagen, Mythen und Märchen wider, in denen der Wald als Hort alten Geheimwissens bezeichnet wird.

Manchmal, so sagt man, offenbart sich der Wald in einer Art poetischer Sprache, die nur jene verstehen, die bereit sind, sich auf die Geheimnisse des Waldes einzulassen. Den »Alten«, die noch in die Stille des Waldes hineinhorchen hatten können, wurde nachgesagt, dass sie fähig waren, diese Sprache auch zu lesen und zu verstehen.

Der Wald als magischer Ort gehört in der westlichen Welt längst der Vergangenheit an. Für die Ethnien des Himals (in Nepal gebräuchliche umgangssprachliche Verwendung für das Himalayagebiet) aber ist der Wald nach wie vor ein mystisch belebter Ort. Für sie, die sich im wiederkehrenden Wandel der Jahreszeiten, im Rhythmus von Reifen und Vergehen, in die Natur eingebunden fühlen, ist alles mit allem verwoben. In Ausgewogenheit, in Balance mit Himmel und Erde zu sein, sehen sie nach wie vor als Erfüllung an. Indem sie achtsam und genügsam mit den Gaben des Waldes umgehen, tragen sie dazu bei, das fragile Gleichgewicht von Mensch und Natur zu erhalten. Selbst in den kleinsten Naturerscheinungen sehen die Menschen des Himals das Wirken übernatürlicher Kräfte, das in einer unübersehbaren Vielzahl von Göttern und Göttinnen präsent ist.

Für Danshing Tamang ist jeder Gang in den Wald eine Begegnung mit den Göttern und Göttinnen. Zuallererst erweist er ihnen aber durch rituelle Opferungen seinen Respekt. Vor dem Betreten eines Waldes – wo er eine Handvoll Reis, aber auch Tabak oder kleine Mengen von Alkohol opfert – verbindet er sich mit ihnen, wird eins mit ihnen.

In über Generationen weitergegebenen Liedern, die durch ihre Schönheit und spirituelle Tiefe beeindrucken, wird aller Wesen der Natur gedacht. In Riten, Tänzen und Gesängen klingt Ehrfurcht vor der Natur, aber auch eine alles durchdringende Lebensfreude mit.

Durch Danshing habe ich einen Einblick in das Reich der Natur mit Steinen, Pflanzen, Tier und Mensch, mit Licht und Gestirnen sowie den Elementen bekommen. In seinen Erzählungen und Schilderungen, in denen er den gesamten Kosmos als ein potenzielles Symbol vor mir ausbreitete, war stets eine ehrfurchtsvolle Haltung wahrnehmbar, die durch sein rituelles Tun noch stärker zum Ausdruck kam. In jeder kleinen Handlung, in jeder noch so winzigen Geste, waren seine Ehrfurcht und sein Respekt vor der Natur spürbar.

Mit Stolz bezeichnete er sich als »Sohn des Waldes«, und seine Verbundenheit mit ihm und allen darin lebenden Wesen äußerte sich in einer ursprünglichen Lebensfreude, die sich in seinem Lachen, aber auch in einer Art Erhabenheit in seinen Bewegungen zeigte.

Ein wesentliches Ziel des TMB ist die Verbesserung unseres Wohlbefindens. Der Aufenthalt im Wald, während des Bogenschießens, trägt wesentlich dazu bei. Alles was wir brauchen, um zu diesem Ziel zu kommen, bietet uns das Refugium Wald. Sich im Wald aufzuhalten ist ein Geschenk, für das wir uns mit Ehrfurcht bedanken wollen, und zwar

- durch einfache rituelle Gesten vor und nach dem Betreten des Waldes,
- durch eine wache Präsenz im Wald und
- durch unser staunendes Achtsam-Sein.

Respektvoll gegenüber allen Wesen – allem Lebendigen, den Tieren, Bäumen und Pflanzen – zu sein, sehe ich als eine Aufgabe an, mit der ich mich in den Kreis jener einreihe, die die Natur mit Ehrfurcht und Respekt behandeln.

Eng damit verbunden ist das spielerische und lustvolle Wiederentdecken eines sinnhaften Daseins, welches mit der Freude am Erleben der Natur einhergeht.

Gemäß eines ganzheitlichen Menschenbildes geht es beim TMB darum, sich selbst mit allen Sinnen zu erleben, sich anzunehmen und einen guten Umgang mit sich selbst zu finden. In der Natur erfahren die Ausübenden über verschiedene erlebnisorientierte Formen der Auseinandersetzung mit sich selbst, dass sie durch eigenes Tun ihr psychisches und physisches Wohlbefinden nachhaltig beeinflussen können.

Dabei zielt TMB auf persönliches Wachstum ab, wobei die Förderung von Selbsterkenntnis und Selbstverwirklichung auf allen Ebenen des Daseins im Vordergrund stehen und auch Persönlichkeitsentwicklung und Sinnfindung unterstützt werden.

VI Die fünf Säulen des therapiegestützten meditativen Bogenschießens

1. Säule
Der Tao-Weg des Bogenschießens

Wenn das Ch`i (Qi) im Universum kondensiert, wird es das Eine.
Wenn es geteilt wird, erhalten wir Yin und Yang.
Wird es geviertelt, so entstehen die vier Jahreszeiten.
Wird es weiter aufgeteilt, dann haben wir die fünf Elemente.
Jedes Element hat seine eigene Bewegung.
(Chung-yuan Chang)

Qigong oder Die Suche nach dem Tao

Grundsätzlich ist zu sagen, dass Qigong für eine Vielfalt von Atem-, Entspannungs-, Bewegungs-, Meditations- und Versenkungspraktiken steht, die ihre ursprünglichen Wurzeln im Taoismus haben. Qigong ist ein umfassendes System und birgt eine Fülle an Möglichkeiten, die auch für die Kunst des Bogenschießens unterstützend sein können. Die Qigong-Übungen helfen, Körper, Seele und Geist in Einklang zu bringen. Die Atmung vertieft sich und trägt dazu bei, sich zu entspannen und zur Ruhe zu kommen.

Die Bemühungen meines chinesischen Lehrers Prof. Cong waren im Wesentlichen darauf ausgerichtet, uns dazu zu bringen, uns durch stetes Üben meditativer Atmungs- und Versenkungstechniken dem Zustand des Tao anzunähern. Dabei berief er sich auf ein Erklärungsmodell, das auf einem naturrealistischen Gedankengut aufbaut, welches den Menschen als mikrokosmisches Universum bezeichnet. Durch die Übungen sollte es zu einem Einklang von Himmel-Mensch-Erde, einer Vereinigung von Mikrokosmos und Makrokosmos (Tao), kommen. Als Mittel zur Erreichung wurden wir angewiesen, durch Qigong das Qi zu bewegen.

Die Qigong-Übungen sollen zudem helfen, Haut und Muskulatur zu stimulieren, Sehnen und Muskeln zu dehnen und zu kräftigen, Gelenke beweglich zu halten und vor allem das Qi zu lenken. Die Übungsabfolge orientiert sich dabei an der alten Kunst, den Fokus auf das Fließenlassen der Bewegungen zu richten. Nicht die Kultivierung von Muskelkraft und Dynamik steht im Vordergrund, sondern das Ausgleichen von nervlicher Anspannung, Unruhe und muskulären Verspannungen.

Mit der geforderten nach innen gerichteten Aufmerksamkeit, den vorgegebenen und immer wiederkehrenden Rhythmus einhaltend – Xi Xi Ho, womit ein, ein, aus *als zweimaliges Einatmen und einmaliges Ausatmen gemeint ist –, die Beine etwa schulterbreit ausgerichtet und wie auf Schienen gehend, die lockeren Arme sich wechselseitig zu den Beinen bewegend, das Qi führend, folgte die Gruppe der Übenden – und ich mittendrin – unserem chinesischen Lehrer Prof. Cong, der uns mit geradem und aufrechtem Oberkörper, den »Kopf ins Wolkenmeer hineinragend«, voranging.*
Mit seiner Unterstützung versuchten wir, durch die bewegte Übung des Qiang Shen Fa unsere Aufmerksamkeit mehr und mehr auf die eigene Atmung zu richten, um so in weiterer Folge jenen Zustand zu erreichen, der von den Taoisten als »Eintritt in die Stille durch Gewahrsamkeit auf die eigene Atmung« (vgl. Wenzel, S. 335) bezeichnet wird. Diesem Zustand geht die Einstellung des inneren Dialogs voraus, die von einem Immer-weniger-Werden der Gedanken begleitet wird, bis diese ganz erlöschen. Diese Erfahrung machte auch ich. Zu Beginn der Übung beschäftigten mich noch viele Gedanken. Zudem war ich von den uns

umgebenden Geräuschen abgelenkt; wir übten im Freien und der Alltagslärm wurde umso lauter, je mehr ich versuchte, in mich hineinzuhören und die Außenwelt auszublenden.
Je weiter ich mich aber vom Ausgangspunkt unseres Weges entfernte, desto ruhiger wurde mein Gedankenfluss. Die Außenwelt mit ihren Geräuschen wurde immer bedeutungsloser und auch die Bedeutung meines Ichs verlor, so schien es mir, an Wichtigkeit. Mehr und mehr eintauchend in die Erfahrungswelt meiner vertieften Atmung, nahm ich eine Freude wahr, die ich lange nicht mehr verspürt hatte. Eine Freude und Gelassenheit, die – begleitet von einem innerlichen Erfasstsein, auch Ekstase genannt – aus mir herauszukommen schien.

Das Lenken der Aufmerksamkeit auf die Atmung in Verbindung mit körperlicher Aktivität ist nur eine Methode, die Gedankentätigkeit zu verringern und so die unabdingbare Voraussetzung zu schaffen, Altes loslassen zu können.

Das Tao des »Handelns, ohne zu handeln«

Das Tao des »Handelns, ohne zu handeln«, ein Grundsatz des chinesischen Denkers Laozi, ist ein »Nicht-Tun« oder »Nicht-Handeln«. Dieses Nicht-Tun oder Nicht-Handeln nimmt in der taoistischen Philosophie einen besonderen Stellenwert ein. Es ist Ausdruck eines Weltbildes, in dem sich Handeln nur aus Spontanität ergibt. Einer Spontanität, die aber dennoch Raum zur Einübung einer Technik braucht, die, wenn sie ausgereift ist, den Geist ruhig werden lässt, Zweifel und Furcht verschwinden lässt und Freiheit im Tun schenkt. So wie ein geübter Schwimmer die Technik beherrscht, um sich auf offenes Gewässer hinauszuwagen, oder ein Holzsammler mit einer schweren Last Holz auf dem Rücken einen schmalen Berggrat auszubalancieren vermag, so kann jemand, der geübt ist, das Qi zu bewegen, ruhig und gelassen das Leben mit all seinen Herausforderungen meistern.

Folgende Sequenzen geben einen Einblick in die Qigong-Praxis, die mein chinesischer Lehrer, Prof. Cong, während meiner Ausbildung zum Qigong-Lehrer anleitete.

Um die Beruhigung von Körper, Geist und Gemüt einzuüben, empfahl uns Prof. Cong, die burmesische Sitzhaltung (Schneidersitz) einzunehmen, da wir seiner Meinung nach durch den Kontakt mit dem Boden der Erde näher und dadurch bereiter für das Fließen von Yin-Energie wären. Yin-Energie würde uns helfen, in uns zur Ruhe zu finden.
So saßen wir nun im Kreis, einige am Boden, einige erhöht auf den mitgebrachten Zafus. Mit der Aufforderung, unsere Aufmerksamkeit nach innen zu richten und uns nach unten in den Boden zu denken, begann die Übung. In weiterer Folge gingen seine Anweisungen in Richtung einer entspannt lockeren Körperhaltung, und wir bekamen den Auftrag, uns mit geradem und aufrechtem Oberkörper hinzusetzen, dabei sollten wir die Schultern fallen lassen, die Ellbogen leicht beugen und die Hände entspannt, im Schoß zu einer Schale geformt, zum Liegen kommen lassen. Unser Kopf sollte vom Nacken her aufgerichtet sein, aber leicht und locker auf dem Atlas ruhen.
Nach einiger Zeit des Ruhig-Sitzens ertönte aus Prof. Congs Mund die melodisch gesprochene Anweisung »Dantian« – also die Aufmerksamkeit auf Dantian zu richten. Darunter war zu verstehen, dass wir unsere Aufmerksamkeit auf einen Punkt unter dem Nabel richten sollten, der von den Taoisten als »Tor des Lebens« bezeichnet wird. Danach wurden wir unterwiesen, beim Ausatmen die durch die Einatmung aufgenommene Energie zurück in den Unterbauch zu lenken, sie sozusagen zum Ursprung zurückzuführen, die Essenz des Lebens (Jing) somit zu wärmen, zu stärken und zu vermehren (vgl. Wenzel, S. 227).
Diese Übung sollte jeden Tag gemacht werden, immer zur selben Zeit und mindestens 15 Minuten lang. Er betonte, die beste Zeit für diese Übung sei der frühe Morgen, denn da würde die Aufmerksamkeitslenkung leichter durchzuführen sein, weil unser Geist noch frisch und beweglich und das Qi noch leichter formbar sei.

Qigong verbindet Körperarbeit mit dem spezifischen Wissen einer inneren vitalen Energie und ist als Disziplin anzusehen, die hilft, Körper, Geist und Gemüt zu beruhigen – eine unerlässliche Voraussetzung für jeden Bogenschützen.

Dem Tao näher kommen durch therapiegestütztes meditatives Bogenschießen

Wenn man im Wald beim Bogenschießen seinen Platz einnimmt und der Gedankenstrom langsam versiegt, wenn man sich in einer »absichtslosen Haltung« dem Fluss seiner Wahrnehmungen überlässt, sich ausrichtet und fokussiert, dann kommt man dem nahe, was Prof. Cong als »Tao« bezeichnete.

Sich um Balance zu bemühen heißt, Gegensätzliches, wie Höhen und Tiefen der inneren Erlebniswelten, in sich auszugleichen. Gegensätzliches in Balance zu bringen, ist bei der Qigong-Arbeit nicht als rahmengebende Ordnung zu verstehen, sondern als Tun, das immer im Werden begriffen ist und sich erst im Werden verwirklichen kann.

Diesen dynamischen Moment finden wir auch in der Kunst des therapiegestützten meditativen Bogenschießens, wo es nicht um Kontrolle, Leistung und Festhalten geht, sondern um Loslassen und Geschehenlassen. Im Vordergrund steht die Entwicklung des eigenen Wesens in der Erkenntnis des Zusammenhangs von Mensch und Natur in einem spontanen Sich-Einfinden im Tun, das sich in einem stets anhaltenden kreativen Prozess des Experimentierens, des Werdens darstellt.

Wie für viele Übungswege charakteristisch, hat das über eine lange Zeit regelmäßige, sich immer wiederholende Tun auch beim Bogenschießen einen hohen Stellenwert. Optimal wäre ein tägliches Üben, das die Grundlage für eine Haltung schafft, die aus dem Gewahrsein erwächst und so den Übenden in die Nähe des Tao kommen lässt.

Das Hauptaugenmerk wird auf Techniken gerichtet, die den Geist zentrieren (Aufmerksamkeitsfokussierung) und den Fluss der Gedanken kanalisieren. Sie gehören zu den wichtigsten TMB-Praktiken, führen sie doch zu einer vertiefenden innerlichen und äußerlichen Gewahrseinspräsenz.

Ein Weg dorthin führt über das Anhalten des Gedankenkarussells, um zur Ruhe zu kommen – eine Kunst, die beim Qigong geübt wird und die zum Ziel hat, in die Nähe eines »Nichtdenkens« zu kommen. Die folgende Übung führe ich deshalb an, weil sie nach einiger Übungszeit auch beim Bogenschießen praktiziert werden kann.

Mit der Anweisung, in den Qigong-Stand zu gehen, was bedeutet, eine aufrechte Haltung einzunehmen und die Füße in Schulterbreite parallel auszurichten, die Schultern locker nach unten hängen zu lassen, sodass die Handflächen sich in der Höhe der Oberschenkel befinden, begannen wir eine Übung, die von Prof. Cong als »Übung, um den Gedankenfluss einzudämmen« bezeichnet wurde. Er bat uns – ohne die Augen zu schließen, den Blick nach vorne fokussierend –, unsere Aufmerksamkeit nach innen zu richten und uns nach unten zu unseren Fußsohlen zu denken.

Nach traditionell taoistischer Überlieferung geht es darum, in einem wachen Zustand zu einem diskursiven Denken zu kommen. Wenn Gedanken auftauchen, so brauchen wir sie nicht zu unterdrücken – wir sollten ihnen aber auch nicht viel Bedeutung beimessen, sondern sie einfach kommen und gehen lassen – bis schlussendlich der Fluss der Gedanken zur Gänze versiegt. Dass es nicht so einfach ist, diesen Zustand zu erreichen, schildere ich im Folgenden.

Da stand ich also und versuchte den Anweisungen zu folgen. Ich dachte mich nach unten, was mir gut zu gelingen schien, aber trotzdem fühlte ich mich zusehends genervter und frustrierter. Die vorangegangenen Tage waren anstrengend gewesen, das stundenlange unbewegte Üben im Stehen und im Sitzen war ich nicht ge-

wohnt, und deshalb fühlte ich mich vor dem Beginn der Übung, die spätnachmittags stattfand, auch übermüdet. Dazu kam noch, dass es mir, trotz all meiner Bemühungen, nicht und nicht gelang, die Gedanken sein zu lassen, noch weniger, sie zur Gänze versiegen zu lassen.

Mit der Übermüdung und mit den eigenen Erwartungen konfrontiert, spürte ich, dass sich immer mehr Druck in mir aufbaute. Wir hatten schon einige Zeit in unbeweglicher Haltung verbracht, und ich wünschte mir nur noch das erlösende Wort zum Beenden der Übung – sie dauerte, so schien es mir, schon eine halbe Ewigkeit. Deshalb konnte ich es mir auch nicht mehr verkneifen und schaute schon einige Male auf die große Turnsaaluhr. Doch plötzlich, ich glaubte schon, dieses Unbeweglichsein nicht mehr aushalten zu können, spürte ich eine Veränderung in mir. Eine Stille und Ruhe breitete sich in meinem Körper aus. Zeitgleich wurde ich von einer unglaublichen innerlichen Gelassenheit erfasst, die meine Anspannung und Müdigkeit verschwinden ließ. Eine Gelassenheit, die mit der Einstellung des inneren Dialoges einherging – so wie es mir in der darauffolgenden Reflexion erklärt wurde.

Im Taoismus ist »Nichtdenken« die Quelle für Achtsamkeit, Gewahrsein und Kraft, die sich in einem Nichts-erreichen-Wollen und Nichts-tun-Müssen zeigen.

Diese nicht agitative Aktionsform ist ein weiterer Baustein des TMB, wobei das Ankommen bei sich und das Finden der eigenen Mitte im Zentrum des mühelosen Bemühens stehen. Aus dieser gewahrsamen Haltung heraus stellt sich Sicherheit und Vertrauen ein.

Tao-Yoga

Wenn wir uns bewegen oder sprechen wollen,
dann müssen wir zuerst unseren Geist untersuchen,
ihn in einen Zustand der Stabilität versetzen,
um dann zu agieren, wie es sich gehört.
(Shantideva)

Das Konzept des therapiegestützten meditativen Bogenschießens nimmt nicht nur Anleihe beim Qigong, sondern auch bei der traditionellen, östlichen Weisheitsschule des Yoga, welche hilft, zu einem Gewahrsein zu kommen, mit dem Ziel einer körperlich-geistigen Integration und Bewusstheit. Dies geschieht durch bewusste Wahrnehmung, Achtsamkeit, Aufmerksamkeitslenkung und Versenkung.

Da Yoga sehr komplex ist, richte ich den Fokus vorwiegend auf jene Bereiche, die den Übenden sensibilisieren und ihn so offen machen für all das, was ihn im Moment des Empfindens zu innerem wie auch äußerem Gewahrsein führt. Dadurch erschließen sich andere Bereiche seiner Wesenhaftigkeit und damit auch Ebenen, die die Transzendenz des Augenblicks offenbaren können.

Das Übungssystem des Yoga schafft – über den Weg der Sensibilisierung des eigenleiblichen Spürens – Leibbewusstsein und hilft so, Vernunft und Sinne zu integrieren. Es ist ein Weg des entschleunigten Hineinspürens, der über die Bewusstheit der Körperlichkeit zu einer Ausgewogenheit von Körper, Geist und Seele/Psyche führt.

Yoga hilft, die Haltung zu korrigieren und sich zu entspannen. Die Asanas führen dem Körper Energie zu, bringen den Geist zur Ruhe und tragen dazu bei, zu einer optimalen Tonussteuerung (Spannungs-Entspannungs-Regulation) zu kommen.

Yoga ist keine Lehre oder
ein strenges philosophisches System.
Worum es im Yoga geht, ist einzig
und allein, einen Schlüssel zu liefern
für das Verständnis des Bewusst-
seins, dessen verwirrende Tätigkeit
den Menschen daran hindert, die
Dinge wahrzunehmen, wie sie sind,
sowohl innerlich wie äußerlich.

(P. Y. Deshpande)

Yoga begleitet mich schon von Jugend an. Als ich vor rund vierzig Jahren mit Yoga in Berührung kam, war es in der westlichen Welt noch kaum bekannt und man wurde als Exot angesehen, wenn man die Übungen mit den ungewöhnlichen Namen (Asanas) praktizierte. Der bewusste Umgang mit der Wechselwirkung von Anspannung und Entspannung tat mir gut, half die Übungspraxis mir doch, zur Ruhe zu kommen.

Bei der Wechselwirkung von Anspannung und Entspannung während des Übens werden Sympathikus und Parasympathikus in ausgleichender Art stimuliert und gestärkt, was nachgewiesenermaßen die Reaktion des Nervensystems auf Belastung stabilisiert.

Das regelmäßige Üben wurde zu einem täglichen Fixpunkt und trug so dazu bei, meine Aufmerksamkeit von außen nach innen zu richten. Dabei entwickelte ich sowohl ein Körperbewusstsein als auch ein Innengewahrsein, das mir half, in mich hineinzuhören und mich meiner Mitte anzunähern.

Das Yoga-Übungssystem unterscheidet sich von den meisten anderen Körper-Übungssystemen sowohl in der Ausführungs- als auch in der Wirkungsweise:

Alle Yoga-Formen beziehen immer zwei Ebenen mit ein – die äußere Bewegung und die innere Arbeit. Beim Üben der Asanas verschmelzen das Innengewahrsein und die körperliche Aktivität, sodass die Bewegungen des Körpers mühelos in einem achtsamen Daseinszustand ineinanderfließen.

Durch die Asanas entsteht ein geschlossener Kreis von Bewegungen, sie tragen zur Entwicklung einer Sensomotorik und zur Körperbeherrschung bei und machen Körper und Geist beweglich und geschmeidig.

Tao-Übungsweg oder Üben als Weg zur Mitte

Als ich in jungen Jahren begann, Yoga zu praktizieren, habe ich meinen Alltag so eingeteilt, dass mir genügend Zeit blieb, die Übungen ohne Zeitdruck auszuführen.

Meine eigenverantwortliche Übungspraxis beinhaltete das aktive Erlernen von Bewegungsabfolgen, die ich täglich durchführte. Dabei berücksichtigte ich in der Zusammenstellung der Übungen meine physische, aber auch psychische Verfassung und achtete darauf, mich nicht zu über-, aber auch nicht zu unterfordern.

Ein eigenverantwortlicher Übungsweg führt ...

- von der im Tagesablauf angemessenen Einräumung eines Übungsrahmens, der genügend Zeit bietet, um die Übungen ohne Hast ausführen zu können,

- über das aktive Erlernen von Bewegungsabfolgen, die richtig und regelmäßig durchgeführt werden,

- bis hin zu einer rücksichtnehmenden Zusammenstellung der Übungen, welche individuell auf physische und psychische Fähigkeiten abgestimmt sind.

Die Erfahrungen, die ich beim Üben der Asanas machte – das mühelose Übergehen von einer Bewegung in die nächste, eingebettet in den Fluss des Innengewahrseins –, waren mir hilfreich, als ich mit dem Bogenschießen begann.

Um beim Bogenschießen einen fließenden Bewegungsablauf mit Stand, Auszug, Anker, Ausrichten, Ablass und Nachhalten entstehen zu lassen, der sich in einem mühelosen, aus sich heraus runden Bewegungsfluss, gepaart mit innerem Gewahrsein, zeigt, bedarf es einer gewissen Sensibilisierung, die sich beim Üben der Asanas einstellte:

- Entwicklung einer körperlich-geistig-seelischen Balance
- Gewinn von Stabilität und Geduld
- Schulung von Ausdauer und Willensstärke
- Verleihung von Vitalität und innerer Ausgeglichenheit

Zudem half mir der Tao-Übungsweg, zu mehr Entschlossenheit, Fokussiertheit, Geschmeidigkeit, Kraft und Gleichmut zu kommen.

Tao-Übungen im Stehen

Ich führe die Übungen im Stehen deshalb eigens hier an, weil der Stand, wie ich später noch ausführen werde, eine wichtige Bedeutung für das Bogenschießen hat.

Unsere Beine und hier vor allem die Füße sind das Fundament unserer Bewegungen, unseres Tuns und Handelns. Die Übungen im Stand sind elementar, da sie dazu dienen, eine körperlich-seelisch-geistige Balance zu entwickeln. Die regelmäßige Übungspraxis macht den Körper elastisch und hilft, zu einer physisch-psychischen Stabilität zu kommen.

Eine der Übungen hat die Bezeichnung »Tadasana« (fest und aufrecht wie ein Berg). »Tadasana« heißt auch »die Kunst des fehlerlosen Stehens«. Richtig zu stehen bedeutet unter anderem, das Körpergleichgewicht gleichmäßig auf beide Beine zu verteilen und dadurch die Wirbelsäule optimal zu entlasten. Tadasana wird als Ausgangsstellung für viele Asanas angesehen und gilt als eine grundlegende Asana für die Yoga-Praxis.

Die folgende Anleitung gibt einen Einblick in die Tao-Yoga-Arbeit:

Nimm Kontakt auf mit dem Boden, stehe aufrecht und werde dir aller Teile deiner Füße bewusst: Fußsohle, Fußballen, Fußgewölbe, Innenseite, Außenseite, Fersen und Zehen. Versuche dein Körpergewicht gleichmäßig auf die gesamten Fußsohlen beider Füße zu verteilen. Strecke all deine Zehen unverkrampft flach auf dem Boden aus. Richte deine Fußknöchel, deine Schienbeine, deine Knie und Oberschenkel parallel zueinander aus.

Richte nun deinen Oberkörper vom Becken aus auf, indem du Hüft- und Gesäßmuskulatur anspannst. Richte dann Wirbel für Wirbel nach oben aus, hebe das Brustbein an und weite deine Brust, ziehe deinen Bauch leicht nach innen und nimm deine Schultern zurück. Nun lass deine Arme und Hände locker am Körper anliegend nach unten hängen. Bleibe einige Minuten in dieser erdenden Haltung und nimm dich bewusst wahr.

Schließ deine Augen und richte deine ganze Aufmerksamkeit nach innen, konzentriere dich dabei auf deine Atmung. Lass den Atem kommen und gehen, ohne den Atemrhythmus zu verändern.

Eine andere Übung im Stehen heißt »Pfeil-und-Bogen-Asana« oder »Shikari-Asana«. Diese Asana ist Shikari, dem männlichen, nährenden Jäger-Archetyp, gewidmet. Er ist der fürsorgliche Urvater der nepalesischen Bergbewohner, die noch in traditioneller Weise mit Pfeil und Bogen jagten. Diese Stellung übt man auf einem Bein stehend, das Gleichgewicht ausbalancierend, aus der Grundhaltung des Tadasana heraus.

Stehe mit leicht geschlossenen Beinen und richte deinen Oberkörper vom Becken aus auf. Hebe dann deinen gestreckten linken Arm nach vorn in die Höhe und bilde mit deinen Fingern die Pfeilfinger-Mudra. *
Nach einer Zeit des Verweilens verlagere dein Gewicht auf dein linkes Bein und deinen linken Fuß. Beuge nun dein rechtes Knie und winkle das Bein so ab, dass du es mit deiner rechten Hand bei den Fesseln ergreifen kannst, wodurch sich hinter deinem Rücken ein Bogen bildet.

* Die Pfeilfinger-Mudra wird auf Seite 83 ausführlich beschrieben.

2. Säule
Gewahrsein als Therapie oder Das Tao-Lernen in der Integrativen Gestaltarbeit

Für mich bedeutet Gestalttherapie, das Leben ganz zu umfassen, all seine Geschmacksrichtungen zu kosten.
(Joseph Zinker)

Mit der Gestalttherapie kam ich Anfang der achtziger Jahre in Berührung. Damals gerade achtzehn geworden, befand ich mich nach einer schweren Kindheit und einer nicht minder schwierigen Jugendzeit an einem Angelpunkt meines Lebens. Meine Flügel gestutzt und beschnitten, suchte ich nach Orientierungshilfen, die mir Wege aufzeigten, meine Persönlichkeit zu entdecken, zu erforschen und zu festigen. In der Gestalttherapie, die von Authentizität und Optimismus geprägt ist, fand ich eine Heimat, die mir half, den erbarmungslosen Kritiker in mir zu entmachten und mich von Introjektionen, wie ›Reiß dich zusammen‹ oder ›Reg dich nicht auf‹ (um nur zwei zu benennen) zu befreien. Ich bekam mehr »Gefühl« für meine inneren Bewegungen und Emotionen, sodass ich mit mehr Bewusstheit und Lebensfreude an die Herausforderungen meines Lebensalltags heranging. Durch die Begegnung mit mir selbst fing ich aber auch an, Beziehungen zu anderen Menschen zu knüpfen und eine Verbundenheit zu ihnen zu entwickeln. Die Gewahrseinsarbeit hat mir geholfen, die Welt mit allen Sinnen wahrzunehmen und Schritt für Schritt eine positive Grundhaltung mir selbst gegenüber einzuüben.

Heute noch erinnere ich mich an die Worte meines damaligen Therapeuten, der mit ruhiger Stimme folgende Gewahrseinsübung anleitete:

◎ *Setz dich locker und bequem hin. Wenn du möchtest, schließe deine Augen, tauche deine Wahrnehmung in warmes und freundliches Licht, sei liebevoll und wertschätzend zu dir, wenn du deine Gewahrseinsreise zunächst bei deinen Körperempfindungen beginnst.*

Nimm dir einige Augenblicke Zeit, um all deinen Empfindungen nachzugehen. Beginne bei den Körperteilen, mit denen du in Kontakt mit dem Boden bist, gehe dann in der Erforschungsreise deines Körpers weiter, bis du wieder am Ausgangspunkt deiner Gewahrseinsreise angekommen bist.

Richte dann deine Aufmerksamkeit auf einen Punkt zwischen den Augenbrauen und lenke deinen Blick nach innen, nimm wahr, was für Gefühle in dir sind. Akzeptiere alle Gefühlsregungen in dir. Lass dir ebenfalls einige Augenblicke Zeit und sage dir dann, dass sie da sein dürfen.

Mach dann dasselbe mit den Gedanken, die da sind und mit den Bildern, die auftauchen. Lass die Gedanken und Bilder kommen und gehen.

Gehe dann in deiner Gewahrseinsreise zu deiner Atmung, spüre nach, wie der Atem kommt und geht. Folge deiner Atembewegung und spüre nach, wie der Atem deinen Bauch und Brustraum weitet.

Ich habe mir – dem Auftrag folgend, »täglich zu üben« – jeden Tag Zeit genommen, um mich auf den Weg der akzeptierenden und wertschätzenden Begegnung mit mir einzulassen.

Später dann, als ich als Ausbildungskandidat in die Materie der Gestalttherapie tiefer eintauchte, habe ich auch die theoretischen Grundlagen der Gewahrseinspraxis kennengelernt.

Als wesentlicher Bereich für die Gewahrseinspraxis der Integrativen Gestalttherapie steht der bewusste, aktuelle, sensorische Kontakt mit Gegenständen, Abläufen und Menschen, im Hier und Jetzt. Es wird versucht, die Wahrnehmung zu schärfen, indem man einerseits in die sich durch das Gewahrsein eröffnende stille Präsenz hineinspürt und sich seiner selbst bewusster wird, andererseits aber auch wahrnimmt, was um einen herum passiert und in Kontakt mit allem tritt, was einen umgibt. Eine ständige Übung, die einen ein Leben lang begleitet (vgl. Gabriele Ramin, 2014).

Die drei Gewahrseinsarten

In seinem Buch *Die Kunst der Wahrnehmung* weist John O. Stevens darauf hin, dass ein Mensch umso wacher und bewusster ist und seine Kommunikation umso deutlicher wird, je ausgeprägter die drei Arten des Gewahrseins ausgebildet sind. Ist Bewusstheit auf den verschiedenen Gewahrseins-Ebenen nicht möglich, fehlt meist auch eine Verankerung im Hier und Jetzt. Klares Wahrnehmen ist nur in der Gegenwart möglich und ist Voraussetzung für situationsgemäßes Handeln.

Außengewahrsein

Das Außengewahrsein ist das bewusste Wahrnehmen der Welt, die uns umgibt. Es ist der Kontakt mit dem, was ich jetzt gerade sehe, höre, rieche, schmecke, angreife und über die Haut wahrnehme. Durch das Außengewahrsein kommt es zu einem authentischen Kontakt mit mir selbst und mit der Welt, die mich umgibt.

Ich lerne sehen. Ich weiß nicht, woran es liegt,
es geht alles tiefer in mich hinein und bleibt nicht an der Stelle stehen,
wo es sonst immer zu Ende war.
Ich habe ein Inneres, von dem ich nichts wusste.
Alles geht jetzt dorthin.
Ich weiß nicht, was dort geschieht.
(Rainer Maria Rilke)

Innengewahrsein

Auf der bewussten Ebene des Innengewahrseins wird der Fokus auf die körperlichen und emotionalen Innenempfindungen gerichtet: hier ist der aktuelle sensorische Kontakt mit den gegenwärtigen inneren Vorgängen gemeint – das, was ich in meinem Körper wahrnehme: meinen Atemrhythmus, meinen Herzschlag und körperliche Manifestationen von Gefühlen, wie Unbehagen, Wohlgefühl, Angst, Wut, etc.

Die Wahrnehmungsebene der intermediativen Reize

Die dritte Art von Gewahrsein ist von den beiden ersten ganz verschieden: sie betrifft meine Wahrnehmung der Bilder von Dingen und Ereignissen, die nicht in der Gegenwart existieren und real sind, die aber durchaus das Hier und Jetzt beeinflussen können. Dazu gehören intermediative Reize wie Gedanken, Fantasien, Projektionen, Interpretationen und Vorstellungen.

… denn vom Anfang unseres Lebens an sind wir auf Menschen bezogen und leben im Austausch mit diesen. Somit ist der Kontakt die erste und unmittelbarste Wirklichkeit.

(Frederick Perls)

Das Gewahrwerden – Handwerkzeug meiner alltäglichen Praxis

Darum werde dir deiner selbst gewahr und begib dich in deinen Körper;
dort haben deine Füße einen sicheren Platz.
Denk sorgfältig darüber nach!
Geh nicht einfach irgendwo anders hin!
Kabir sagt: Lass alle Gedanken über imaginäre Dinge los
und stehe fest in dem, was du bist.
(Nach Kabir)

Das Gewahrwerden der Atmung, der Haltung, der Koordination, Kontinuität und Flüssigkeit der Bewegung, Gesten, Gesichtsausdruck sowie der Ausdruck von Stimme und Sprache sind zu einem Handwerkzeug meiner alltäglichen Praxis als Integrativer Gestalttherapeut geworden. Über sie versuche ich bei meinen Klienten Erfahrungsebenen wie Wachstum, Lebensfreude, Lust, Selbstverwirklichung, Freiheit, Orientierung im Leben, lebendige Begegnungen und Verbundenheit zu anderen zu erschließen.

Die Frage »Was nimmst du von dir wahr?« ist der Initialschlüssel für den Wahrnehmungsprozess geworden, der durchgehend den Verlauf meiner Therapiearbeit begleitet.

Immer wieder fordere ich meine Klienten auf, mit sich in Kontakt zu treten, dabei bitte ich sie, die Augen zu schließen und ihre Wahrnehmung nach innen zu richten. Nach geraumer Zeit des Nach-innen-Spürens frage ich nach: »Wie fühlt sich das Wahrgenommene in deinem Körper an?« Und dann später: »In welchem Körperbereich ist es für dich wahrnehmbar?« Nach einigen Minuten frage ich: »Was macht das, was du wahrnimmst, mit dir?«

Vertiefung des Innenerlebens

Das Universum kann man nicht erforschen,
wie man sich selbst erforschen kann.
Erkenne dich selbst, dann erkennst du das Universum …
(Mahatma Gandhi)

Mit der Fortdauer der Therapie ist es immer wieder auch angezeigt, das innere Erleben zu vertiefen und eine Erlebnisqualität hinter den Worten, Bildern, Körperempfindungen und Emotionen aufzutun.

Um sich dieser Erlebnisqualität zu nähern, biete ich meinen Klienten Imaginationsübungen in Kombination mit Entspannungs- und Gewahrseinsübungen sowie Atem- und Körperübungen an. In diesem kreativen Prozess der inneren Erlebensvertiefung werden mittels Symbolsprache Innenräume geschaffen:
»Stell dir vor, dass es einen Ort in dir gibt, einen imaginären Innenraum, der das Zentrum deiner Ruhe und Gelassenheit ist. Lass dir Zeit und nimm dieses Gefühl der Ruhe und Gelassenheit ganz in dir auf.
Stelle dir weiters vor, dass dieser Ort, trotz aller Turbulenzen deines Lebens, still und unberührt bleibt, wie der von Bergen eingerahmte Bergsee.«

Aussprechen von Befindlichkeit und Erfahrenem als sozial-interaktives Ritual

Durch das Aussprechen von dem, was da ist, sowie von Erfahrenem können sich Strukturen entwickeln, die die Integration des Erlebten und Wahrgenommenen fördern und unterstützen. Es ist dabei unabdingbare Voraussetzung, einen sicheren Rahmen zu gewähren, in dem sich jede und jeder wahr- und angenommen fühlt. Als Ritualrahmen biete ich, wenn ich mit Gruppen arbeite, »Befindlichkeitsrunden« an. Die Verlässlichkeit der immer wiederkehrenden Runden, die jedem Raum geben, seine Befindlichkeit auszudrücken und seine spezifischen Erlebnisse mitzuteilen, ist Eckpfeiler der Treffen, sie gibt Sicherheit und schafft eine vertrauensvolle Atmosphäre.

Auf der ethischen Ebene bietet der sozial-interaktive Ritualrahmen der Integrativen Gestaltarbeit die Möglichkeit, sich mit dem Wesen des Menschen und mit einem Weg, der zu einer Wandlung führen kann, zu befassen. Neue Haltungen und die daraus resultierenden Sichtweisen können zu aktiven Lebenshilfen für das alltägliche Leben werden.

Die Besonderheit des sozial-interaktiven Ritualrahmens besteht auch darin, dass immer wiederkehrenden Lebensthemen Raum gegeben wird. So wie es das Leben von jedem Einzelnen einfordert, die individuelle kontextabhängige Zuschreibung von Sinn und Bedeutung der vielfältigen Lebensereignisse immer wieder neu zu finden, gilt es auch im Übungsprozess des therapiegestützen meditativen Bogenschießens, die eigene Begegnungsform mit wichtigen Lebensthemen zu generieren. Durch die immer wiederkehrende Konfrontation und die damit einhergehende Bewältigung von Lebensthemen wird die Integrationsarbeit zu individuellen, kontextbezogenen Lebenserfahrungen ermöglicht. Dabei wird die Hin-Bewegung zu einer Daseinsqualität gefördert, die von Akzeptanz und innerer Gelassenheit geprägt ist. Dies wiederum schafft die Kraft für die Begegnung mit den Herausforderungen des Lebens.

Das Tao-Lernen beim therapiegestützten Bogenschießen

Tao-Lernen ist eine Form des Lernens, die auch beim therapiegestützten meditativen Bogenschießen zur Anwendung kommt. Dieses Lernen, das eigenverantwortlich durch den Menschen in Gang gesetzt wird, motiviert den Ausübenden, seine Fähigkeiten zu erforschen und auszuprobieren, welche Kräfte in ihm stecken und ihn stärken.

Das grundlegende Werkzeug, das zum Einsatz kommt, ist das Experimentieren. Bei diesen Experimenten handelt sich um Hilfssysteme, welche uns auf dem Weg der Entfaltung begleiten. Als Vorgehensweisen sind im Speziellen drei Wege zu nennen, die ich als wesentlich für die von mir entwickelte Form des therapiegestützten meditativen Bogenschießens ansehe.

Drei Wege zur Mitte

Der erlebnisaktivierende Weg

Der erlebnisaktivierende Weg erlaubt uns, mit uns selbst und anderen besser in Kontakt zu treten und zu bleiben, wieder Begeisterung zu empfinden und dadurch Freude am Leben zu haben.

Er führt die Lernenden Schritt für Schritt an fließende Prozesse heran, denen ein wertschätzender Umgang sich selbst und allen anderen Lebewesen gegenüber zugrunde liegt.

Der Gemeinschaftsweg

Das Ausprobieren und Experimentieren mit anderen fördert zwischenmenschliche und kreative Prozesse. Im Austausch mit anderen, also im gemeinsamen Tun, wird eine offenere, flexiblere Begegnung gefördert. Dabei verschmelzen persönlichkeitsbildende Kompetenzen und Fertigkeiten der Begegnung und Auseinandersetzung mit dem Du.

Die kreative Gestaltarbeit mit ihren expressiven Möglichkeiten bietet hier ein breites Spektrum an Hilfen und Unterstützung an, um zu unserem Unbewussten vorzudringen. Kurt F. Richter schreibt in seinem Buch *Erzählweisen des Körpers*, dass die expressiven Möglichkeiten von Therapie und Beratung den »Königsweg zum Unbewussten« darstellen.

Der Gewahrseinsweg

Die Gewahrseinspraxis der integrativen gestalttherapeutischen Körperarbeit führt zu einem achtsamen Umgang mit sich selbst und der Welt, die einen umgibt. Über reflektive Wahrnehmungsarbeit werden destruktive Haltungen aufgezeigt und Haltungen des akzeptierenden und wertschätzenden Umgangs entwickelt, die es einem ermöglichen, sein Leben aktiv und selbstverantwortlich in die Hände zu nehmen. Die Erfahrung des Augenblicks, die Wahrnehmung im Hier und Jetzt, steht im Zentrum des Gewahrseinsweges, der zu mehr Authentizität, zu mehr Mitte führt.

3. Säule
Die Tao-Gewahrseinsebene der Archetypen

Wer nach außen schaut, träumt,
wer nach innen schaut, erwacht!
(Carl Gustav Jung)

Die Archetypen und ihre unbewussten Wirkfaktoren bilden die dritte Säule des TMB. Mit dem imaginativen und emotionalen Erleben von Archetypen schaffen wir eine Verbindung zu den Zeiten – Vergangenheit und Zukunft, Gestern und Morgen – und erhöhen so die körperlich-geistig-emotionale Selbstkompetenz. Sind die Archetypen in uns erweckt und von uns kultiviert, so können sie Raum für einen Erfahrungsprozess des Wachsens und des Reifens der Persönlichkeit im Hier und Jetzt bilden.

Bei den folgenden Archetypen wird aus Gründen der Lesbarkeit nur die männliche Form verwendet, wobei ein entsprechendes Bewusstsein für die Gültigkeit des Geschriebenen auch für die jeweils weibliche Form vorausgesetzt wird.

Der Archetyp des Jägers

Der Jäger hält die Verbindung zur Wildnis. Er erinnert uns an jene Art von Unabhängigkeit, die die Menschen hatten, bevor sie sesshaft wurden.

Der Jäger steht für Naturverbundenheit und die Bereitschaft zum Staunen. Er symbolisiert die besondere Wechselbeziehung von Mensch, Tier und Natur, er ist Hüter, Heger und Pfleger.

Der Jäger widmet sich mit Hingabe und Sorgfalt einer Sache, dabei kann er seinen Geist beruhigen und seine Sinne aktivieren.

Der Jäger fasst mit Bedacht seine Pläne ins Auge, die er dann mit Konsequenz ausführt.

Der Jäger beherrscht die Kunst des Pirschens, dabei besticht er durch Beweglichkeit, Anmut und Elastizität. Er hat Geduld und weiß in die Stille hineinzuhorchen. Mit seinem Adlerblick hat er die Fähigkeit, aus unterschiedlichen Perspektiven Dinge betrachten zu können.

Für die Ethnien Nepals ist der Jäger (Shikari) Synonym für den Erneuerer. Mit den Pfeilen, die er in die Erde hineinschießt, lässt er die Wurzeln sprießen und die Knollen keimen. Er befehligt die Winde und das Wetter und ist Herr über die Jahreszeiten. Er steht für das nährend Väterliche und für das männlich Versorgende.

Der Archetyp des Jägers kann uns helfen, mit Distanz an belastende Situationen heranzugehen.

Der Archetyp des Königs

Der König steht für Tatkraft und eine optimistische Lebenseinstellung. Er steht für Freundlichkeit und Klugheit. Er weiß eigene Ideale für sein Leben zu entdecken und umzusetzen. Er blickt der Realität ins Auge und behält den Überblick in schwierigen Situationen. Der König ist Herr über ungeliebte Zustände und findet immer wieder neue Perspektiven. Der König weiß Prioritäten zu setzen und kann wichtigen Dingen seine Aufmerksamkeit schenken. Er stellt Lernen, Lieben und Erfahren ins Zentrum seines Strebens. Er kennt seine Bedürfnisse und weiß sie zu befriedigen.

Ein König versteht es, Krisen als Chance zu sehen und zu nutzen. Er kann das Hier und Jetzt mit Hingabe hinnehmen. Er weiß Entscheidungen zu treffen und besticht dadurch, dass er den Kurs vorgibt. Er ist Visionär, und indem er seinen Visionen folgt, steckt er andere an, ihm zu folgen.

Der König steht für Integration und Integrität. Er besticht durch seine Gelassenheit und seine Ausgeglichenheit.

Der Archetyp des Weisen

Weise sind in der Tradition vieler Völker Lehrer und Vermittler, Heilkundige und Heiler. Als Hüter alten Wissens werden sie verehrt und um Rat gefragt. Zu ihren Wesensmerkmalen zählt, dass sie mit unendlichem Gleichmut ihr Schicksal annehmen und sich ein unverstelltes Staunen gegenüber der Welt, die sie umgibt, erhalten haben.

Weise bestechen durch Langmut und Güte und es wird ihnen nachgesagt, dass sie stets mit sich im Reinen sind. Sie sind jene, die liebend, sorgend und tröstend der Weisheit des Herzens folgen.

Weise haben in einem jahrelangen Erlebensprozess Toleranz und Weitsicht entwickelt. Sie wissen ihre Zeit zu nutzen, indem sie durch Meditation und Versenkung Ruhe in sich finden.

Der Weise ist ein Sinnsuchender, ein Lehrling des Lebens. Als Begleiter stehen ihm eine tiefe Einsicht und die Intuition zur Verfügung. Er akzeptiert Veränderungen und stellt sich mit Offenheit den immer wiederkehrenden Herausforderungen des Lebens.

Der Weise ist immer wieder bereit zu lernen. Er besticht durch Besonnenheit und die Fähigkeit, sich zurückzunehmen, er ist sich bewusst, dass sich die Welt nicht allein um ihn dreht. Er ist nachsichtig sich selbst und anderen gegenüber. Beim Weisen ist eine natürliche Authentizität wahrnehmbar, die von einer natürlichen Daseins-Präsenz zeugt, die mit einem echten Interesse für andere Menschen einhergeht.

Der Weise verfügt über die Fähigkeit, sein Tun zu hinterfragen. Er kann über sich selbst lachen und sich mit Humor begegnen.

Der Weise ist Mittler zwischen dem in unserer Psyche tief Verborgenem und der Realität. Weisen Menschen wird der gute Umgang mit eigenen Gefühlen nachgesagt. Sie stehen zu ihren Gefühlen, auch zu jenen, die nicht angenehm sind, wie Wut, Neid und Eifersucht. Weise Menschen sind empathisch und bereit, sich auf andere einzulassen. Der Weise versucht die Beweggründe seines Gegenübers zu verstehen. In seiner Nähe fühlt man sich wahrgenommen und aufgehoben.

Der Archetyp des Kriegers

Der Krieger wird getrieben von einer unbändigen Neugierde und vom Feuer seiner Begeisterung. Seine Stärke und seine Willenskraft sind legendär. Er nimmt Herausforderungen an und hat die Bereitschaft entwickelt, sich auf sich selbst einzulassen, dabei scheut er sich nicht, in die Tiefe zu gehen und Schmerz auszuhalten.

Der Krieger stellt sich Konflikten, wenn es ihm notwendig erscheint. Er behauptet sich, steht zu seiner Meinung und spricht aus, was er für richtig hält. Er weiß über seine Charakterzüge Bescheid und hat gelernt, zu seinen Fehlern zu stehen. Er kennt seine eigene Begrenztheit, hat aber auch gelernt, sich abzugrenzen und Nein zu sagen.

Der Krieger tritt ein für seine Ideale und seine Überzeugungen, er steht ein für seine Bedürfnisse und besticht durch den Mut, seinem Traum zu folgen. Dabei geht er Wagnisse ein, ohne sich zu überschätzen. Der Krieger hat gelernt, sein Temperament zu zügeln und sich durch emotionale Angriffe nicht aus dem Konzept bringen zu lassen.

Die Kultivierung der Archetypen in uns

Durch die spielerische Handhabung von Pfeil und Bogen werden die Archetypen in uns verankert und innere Stärken und Kräfte aktiviert.

- So wird in der Begegnung mit den Weisen Weisheit in uns generiert.
- Durch das Edle, das der König verkörpert, richten wir uns auf und unsere Haltung wird eine andere.
- Das kämpferische Feuer des Kriegers weckt Mut in uns und den Willen, uns Situationen zu stellen.
- Der Jäger lässt Intuition und Neugierde wach werden.

Sind die Archetypen von uns kultiviert und haben sie einen Platz in unserem Bewusstsein eingeräumt bekommen, können sie den Rahmen für einen Erfahrungsprozess des Wachsens und des Reifens der Persönlichkeit aus der eigenen Mitte heraus bilden, wobei der Fokus auf die Aufmerksamkeit im Hier und Jetzt gerichtet ist.

Die neu erworbene Lebenshaltung, die ständiger Übung bedarf, ermöglicht uns, unser Leben bewusst und erfüllt wahrzunehmen. Dabei führt die wiederkehrende Konfrontation und die damit einhergehende Beschäftigung mit den Archetypen zu einer Herausbildung innerer Gelassenheit, die in ihrer Daseinsqualität von Akzeptanz, Ruhe und Kraft geprägt ist.

4. Säule
Intuitives Bogenschießen

Die Haltung: Ein Zusammenspiel von Aufgerichtet-Sein und Balance

Immer wieder aufs Neue, bei jedem Ausrichten, vor jedem Schuss, wird der Bogenschütze vor die Herausforderung gestellt, seine Bewegungsabläufe passieren zu lassen – im Aufrichten und Vorbeugen, im Aufgehen und Mitgehen, im Halten und Loslassen, im Bewegen und Zentrieren aus der Mitte heraus. All das fordert den Bogenschützen immer wieder aufs Neue heraus.

Noch wiege ich den Bogen unaufgespannt in meinen Händen. Ich erspüre sein Gewicht, dann gleitet mein Blick über den Bogenrücken, folgt der Maserung des Holzes, dann der Form des Bogens. Nach geraumer Zeit setze ich das untere Ende des Bogens auf den Boden auf. Die Finger meiner rechten Hand umfassen im oberen Bereich des Wurfarms meinen Bogen, meine linke Hand legt sich darüber. Schulterbreit stehend, nehme ich den geraden Wuchs des Bogenholzes wahr. Ich strecke meinen Körper, indem ich mich Wirbel für Wirbel bewusst aufrichte, gleichzeitig nehme ich die Spannung aus meinem Schulterbereich, indem ich die Schultern sinken lasse. Behutsam stütze ich mich dann auf meinem Bogen ab und werde in der Vorstellung so gerade wie er.

Aufrecht zu stehen heißt auch, zu sich selbst »auf-richtig« zu sein. Es geht um Wahrhaftigkeit – auch im Sinne von »sich selbst annehmen«, »sich selbst ernst nehmen« und »zu sich stehen«.

Der Stand

Der stabile Stand ist Basis für lockere Bewegungen und zudem ein wichtiges Fundament psychischer Ausgeglichenheit. Schon im alltäglichen Sprachgebrauch wird die Verwobenheit von Körper und Funktion in ihrer verwendeten Bedeutung ersichtlich. Die Begriffe »der Stand« und »das Stehen« finden ihren Ausdruck im praktischen Lebenskontext, wenn es darum geht, mit beiden Beinen im Leben zu stehen, etwas oder jemandem standzuhalten, einen festen Standpunkt einzunehmen, etc. Beim Zu-sich-selbst-Stehen geht es um eine bewusste Stellungseinnahme: »Ich stehe zu mir, ich bekenne mich zu mir.«

Wie schon viele Male zuvor richte ich mich ein auf die Begegnung mit mir selbst. Dort im Wald bin ich gefordert, mich mir zu stellen. Allein die Bäume sind Zeugen der Auseinandersetzung mit mir selbst. Sie neigen sich leicht im Wind, als würden sie mir ermunternd zunicken.
In der linken Hand meinen gespannten Bogen und in der rechten einen Pfeil haltend, stehe ich einen Schritt vom Abschusspflock entfernt, der an einem Abhang im Waldboden steckt. Zuerst die Scheibe taxierend und die Entfernung abschätzend, trete ich mit der Herausforderung an den Abschusspflock, den bestmöglichen Stand zu finden. Mit dem Innenrist meines linken Fußes den Pflock berührend, stelle ich mich der Aufgabe.

Um die speziell für das Bogenschießen bestmögliche Haltung einzunehmen, brauche ich neben dem Aufgerichtet-Sein auch Balance.

Mich am Pflock einhakend, richte ich meine Wirbelsäule auf und straffe meine Muskeln. Das Gewicht meines Körpers auf das linke Bein verlagernd, suche ich mit dem rechten Fuß einen guten Stand, ausprobierend, experimentierend. Mal setze ich ihn da, mal dort auf, mal locker, mal fest. Dabei bewege ich mich am Pflock und verändere meinen Stand und meine Haltung so lange, bis ich zum Schluss komme, dass ich gut am Pflock eingerichtet bin und ich das Gefühl habe, wirklich ausbalanciert dazustehen. Dann schließe ich meine Augen und denke mich zu meiner Leibesmitte hin.

Zur Mitte hindenken

Allgemein gültig ist, dass die »Leibesmitte« in der Gegend des Nabels, genauer gesagt, etwa drei Finger breit unter dem Nabel, angegeben wird. Die Lage der »Leibesmitte« (Dantian = chinesisch, Hara = japanisch) kann zwar exakt angegeben werden, sie ist aber weder anatomisch noch morphologisch im Sinne der Naturwissenschaften lokalisierbar. Speziell in der Spiritualität ist sie von zentraler Bedeutung. So ist das Wort »Meditation« etymologisch mit dem Wort »Medium«, aber auch mit dem deutschen Wort »Mitte« verbunden. So bedeutet Meditation im erweiterten Sinne, »seine und der Welt Mitte zu finden und zu erfahren«.

Bei der Suche und Annäherung zur eigenen Mitte hin geht es um die Einübung einer Grundhaltung, die eine Ausgewogenheit von Aktivität und Passivität impliziert, sodass wir aus der Mitte heraus ein Gleichgewicht zwischen aktivem und passivem Tun finden. Es geht also darum, in einer Balance zwischen Anspannung und Entspannung die Mitte zu finden, die als »Wohlspannung« erfahren werden kann.

Im Tao zentriert

Beim therapiegestützten meditativen Bogenschießen ist die Steuerung aus der Mitte ein wichtiger und bedeutender Aspekt. Sie fördert einerseits Stabilität, andererseits Bewegungsfreiheit. »Unten fest und oben leicht« ist der Leitgedanke. Die Festigkeit nach unten drückt die Verbundenheit mit der Erde, das Verwurzelt-Sein aus. Die Leichtigkeit nach oben bezieht die Leichtigkeit und Weite des Geistes mit ein. Übersetzt in die taoistischen Termini heißt dies: »Wer seine Mitte gefunden hat, ist im Tao zentriert und dies ermöglicht, sich flexibel und spielerisch auf jede veränderte Lebenssituation einzustellen.«

Ich stehe mit geschlossenen Augen da, dann lege ich meine rechte Hand drei Zentimeter unter dem Nabel auf meinen Bauch. Ich denke mich nach unten und spüre nach, ob ich mit den Fußsohlen gut verwurzelt und stabil auf dem Boden stehe. Habe ich das Gefühl, es nicht zu sein, so variiere ich meinen Stand, indem ich ihn so lange verändere, bis ich das Gefühl habe, dass das Gewicht meines Körpers gleichmäßig auf beide Beine verteilt ist.

Das Sich-Einfinden am Pflock – ein ausbalanciertes Stehen

Wird das spielerische Platzfinden am Pflock und die Koordination der Bewegungen beim Ausrichten des Körpers zum »Ziel« hin aus der Mitte gesteuert, so kann das Sich-Einfinden zu einem ausbalancierten Stehen werden, bei dem sich Schulter, Hüfte und Knie gut entspannen. Unser Körpergewicht senkt sich näher zum Boden hin und wir gewinnen einen etwas tieferen Körperschwerpunkt. Der so gelagerte Schwerpunkt verbessert das Gleichgewicht und schafft die Voraussetzung dafür, dass alle weiteren Bewegungsabläufe aus sich heraus passieren.

Ausbalanciertes Stehen ist eine Variable des Ausprobierens und des Ausrichtens – begleitet von einem spielerischen Standfinden. Auch das In-die-Hand-Nehmen und Anlegen des Pfeiles, das Heben des Bogens – jede noch so kleine Bewegung hat ihren Ursprung in der Balance des Stehens und passiert aus sich heraus, läuft dann in einer Art Kettenreaktion weiter über den Rumpf (Beckengürtel, Wirbelsäule und Schultergürtel) und die Arme und erreicht schließlich die Hände. Selbst das Ausziehen des Bogens, das Ausrichten der linken und das Ankern der rechten Hand (bei Linkshändern umgekehrt) erfolgt in einem Fluss, der von einer Steuerung aus der Mitte zeugt und sich in einem ausgewogenen Zusammenspiel des ganzen Körpers ausdrückt.

Das Ankern

Lerne den Augenblick zu ergreifen!
Fliehe nicht in die Wahngebilde der Vergangenheit oder der Zukunft.
Sammle deinen Geist dort, wo du bist,
mit einem für den Augenblick geschärften Bewusstsein.
Es gibt keinen anderen Ort als hier.
(Drukpa Rinpoche)

Im allgemeinen Sprachgebrauch wird der Begriff »ankern, vor Anker liegen« im Sinne von »sich niederlassen« mit »verankert sein«, aber auch mit »Festigkeit und Halt geben« verwendet.

Der Begriff des Ankerns begegnete mir erstmals in den achtziger Jahren, als mir durch psychotherapeutische Maßnahmen Möglichkeiten aufgezeigt wurden, in turbulenten Zeiten mein psychisch-physisches Gleichgewicht zu erhalten.
Seit nunmehr fünfundzwanzig Jahren arbeite ich mit den gestalttherapeutischen Verfahren des Ankerns, die von F. Perls entwickelt wurden.

Auch als Segler kannte ich das Wort »ankern«. Ankern sichert ein Schiff vor dem Abtreiben. Mit dem Bogenschießen brachte ich den Begriff des Ankerns bis jetzt nie in Verbindung.
Meinen Erstkontakt mit der Technik des Ankerns hatte ich auf dem Bogenschießplatz des BSC Kumberg. Neben mir an der Abschusslinie stand der Vereinskassier Ferdinand S., der mir mittlerweile ein guter Freund geworden ist.
Nach einiger Zeit der Beobachtung sprach er mich an: »Das Ankern ist beim intuitiven Bogenschießen ein wesentliches Element«, erklärte er mir, »es bedeutet, dass die Zughand nach dem Ausziehen der Sehne zu einem Bereich im Gesicht geführt wird, wo sie bis nach dem Lösen des Pfeils anliegt und so hilft, den Arm und des Weiteren das Schussverhalten, aber auch den Pfeilflug zu stabilisieren. Ankern gibt dem Bogenschützen Sicherheit, Halt und Festigkeit.«

Die Aufmerksamkeit lenken

Wahre Meditation im Sinne des Tao entsteht, wenn die Aufmerksamkeit selbst das Objekt der Aufmerksamkeit ist und wenn alle wahrgenommenen Objekte (einschließlich man selbst) als Manifestationen der Aufmerksamkeit erfahren werden.
(Marc Joslyn)

Einen kleinen Ausschnitt der Umwelt zu fokussieren, das Blickfeld einzuengen, gehört zu den ganz besonderen Fähigkeiten der menschlichen Sinneswahrnehmung. Diese grandiose Fähigkeit, die uns hilft, bestimmte Dinge auszublenden und unsere Aufmerksamkeit auf einen bestimmten Bereich des visuellen Umfelds zu lenken – jahrelang unterschätzt und als fast selbstverständlich angenommen –, rückt neuerdings immer mehr in den Mittelpunkt neurowissenschaftlicher Forschung.

So versuchen Neurowissenschaftler auf Fragen Antworten zu bekommen, welche Gehirnareale miteinander korrespondieren, wenn die Aufmerksamkeit einer Person auf eine bestimmte Sache gerichtet ist.

Aufmerksamkeit entsteht durch das Zusammenspiel verschiedener Regionen unseres Gehirns. Einige entscheiden darüber, welche Bereiche unsere Aufmerksamkeit fast automatisch auf sich ziehen, andere wiederum (die »höheren Funktionen«) befähigen uns, willentlich den Suchscheinwerfer unserer Aufmerksamkeit zu betätigen und uns selbst wichtige oder lohnende Ziele zu suchen, auf die wir unseren Fokus richten wollen. Aufmerksamkeit ist mit vielen anderen Tools und Funktionen verflochten: verstehen, erinnern, lernen, Muster erkennen, Gefühle und Gefühlssignale bei sich selbst und anderen lesen können und vieles mehr.

Aber auch wichtige und elementare Prozesse menschlichen Zusammenlebens werden durch Aufmerksamkeit bestimmt. Aufmerksamkeit entscheidet darüber, wie wir mit unseren Nächsten umgehen, unsere Partnerschaft und unser Familienleben und somit unsere Lebenswelt gestalten. Sie ist dafür verantwortlich, wie aufmerksam wir auf Signale unseres Leibes achten, was wir in unserem Langzeitgedächtnis speichern und wie wir somit unsere Lebensgeschichte schreiben (vgl. Heiko Ernst, 2014).

Beim intuitiven Bogenschießen (ein Quellverfahren des therapiegestützten meditativen Bogenschießens) wird die Fähigkeit der bewussten Aufmerksamkeitslenkung in der Praxis umgesetzt und trainiert. So wird beim Schießen nicht gezielt, sondern mit offenen Augen wird die Aufmerksamkeit auf einen Ausschnitt des Zielobjekts gerichtet.

Mit der den Menschen angeborenen Fähigkeit der Fokussierung nutzt der Bogenschütze eine Ressource, die ihn schon von Anfang an zu einer relativen Treffsicherheit führt. Um diese Fähigkeit auszubauen, kommt eine zweite natürliche und angeborene Fähigkeit zum Tragen: die Visualisierung.

Visualisierung – das Nutzen der Vorstellungskraft

Visualisierung bedeutet, sich im Geist Bilder vorzustellen, sich aber auch in diese hineinzudenken. Schon Kinder verwenden von klein auf ihre Vorstellungskraft. Sie ist Quelle von Fantasie, Kreativität und Inspiration.

Beim therapiegestützten meditativen Bogenschießen wird die Vorstellungskraft für die unterschiedlichsten Bereiche genutzt. Unter anderem zur Einstimmung auf Bewegungsabfolgen, die beim Spannen des Bogens ausgeführt werden:

Ich stehe aufgerichtet. Mich zur Leibesmitte hindenkend, stimme ich mich auf die Bewegungsabläufe zum Spannen des Bogens ein. Bevor ich dies aber in die Praxis umsetze, gehe ich Schritt für Schritt im Geiste die Abfolge der Bewegungen durch: Zunächst führe ich das Sehnenohr mit dem größeren Durchmesser über das Ende des oberen Wurfarmes. Das kleinere setze ich in die Kerbe der unteren Wurfarmnocke. Den Bogen mit der angelegten Sehne halte ich entspannt mit der linken Hand leicht schräg geneigt, das untere Bogenende mit dem Bogenbauch lege ich um das Schienbein meines linken Beines. In meiner rechten Handfläche liegt der Bogenrücken des oberen Wurfarmes. Ich steige mit dem rechten Bein zwischen Sehne und Bogen, dann hebe ich das obere Wurfarmende etwas an, sodass die Neigung des Bogens sich leicht verändert und der Bogenbauch in der Höhe des Griffstücks an meinem Gesäß anliegt. Nun drücke ich mit der rechten Handfläche gegen den Bogenrücken. Ich spüre bewusst die Spannkraft meines Bogens, bevor ich mit der linken Hand das obere Sehnenohr nach oben gleiten lasse und die Sehne an der oberen Wurfarmnocke befestige.

Die Vorstellung wird unter anderem auch genutzt, um sich zum Zielobjekt hinzudenken. In der Praxis schaut dies folgendermaßen aus: Ich bündle meine Aufmerksamkeit, indem ich zunächst mein Gewahrsein auf das zu treffende Objekt lenke. In weiterer Folge denke ich mich in das Objekt hinein. Ich nehme quasi in ihm Platz, besetze es, werde zu einem Teil von ihm, verbinde mich mit ihm.

Gelassenheit üben

Stand und Ankern beim Bogenschießen sollen Sicherheit geben, aber es ist illusorisch zu glauben, die gesamte Bewegungsabfolge beim Bogenschießen unter Kontrolle zu haben. Wichtig ist, sich bewusst zu machen und zu akzeptieren, dass gerade beim Bogenschießen individuelle Einflussmöglichkeiten begrenzt sind. Gibt es doch mannigfaltige Faktoren, die unkontrollierbar sind.

Und eines sei noch gesagt: Die Erwartung, Unkontrollierbares kontrollieren zu können, ist ein großer Feind der Gelassenheit.

*Gelassenheit
ist eine anmutige Form
des Selbstbewusstseins.*

(Marie von Ebner-Eschenbach)

Ich fühle mich zurückgeworfen auf ein Vorhaben, das zunächst auf ein rein manuelles Tun reduziert zu sein scheint, nämlich das Werfen von Pfeilen. Das sind meine Gedanken, die mich abwägen und zweifeln lassen: Sind die vierzig Meter zum zu treffenden Ziel für meinen Selfbow überhaupt zu schaffen; wird mein Pfeil die geschätzte Distanz überwinden können, werde ich treffen oder daneben schießen?
Während ich dastehe und mich mit meiner Aufgabe auseinandersetze, versuche ich die aufkeimende Unsicherheit, die ich in mir verspüre, als emotionale Realität anzusehen, ohne sie zur Seite zu schieben, zu verdrängen oder zu bewerten. Dann trete ich an den Abschusspflock. Der circa 20 cm hohe Holzpflock, der fest im Waldboden steckt, gibt mir Halt und Sicherheit, und ich merke, wie die Fragen und Antworten zur Selbstberuhigung, wie schon oft zuvor, in mir Raum bekommen: Was kann schon passieren? Im besten Fall treffe ich, im schlechtesten geht der Pfeil kaputt.

Unter Gelassenheit verstehe ich, unter veränderten oder schwierigen Umständen mit Ruhe und Bedacht zu handeln. Asiaten wird dies zugeschrieben – Gelassenheit ist der Ausdruck einer Haltung, die in ihrem Lebensalltag zum Tragen kommt, sind doch die Lebenswidrigkeiten und -schwierigkeiten, denen sie tagtäglich gegenüberstehen, oft kaum bewältigbar.

Ich selbst bin in Nepal immer wieder mit Situationen konfrontiert gewesen, wo ich mit Menschen unterwegs war, die mit Gelassenheit fast unüberwindbare Hindernisse gemeistert haben. So auch im Frühjahr 2015, als ich in Naikap (Vorort von Kathmandu) das Jahrhundert-Erdbeben miterlebte. Obwohl die Erde ständig in Bewegung war und wir befürchteten, dass ein noch stärkeres Beben – die Prognosen westlicher Meteorologen wiesen darauf hin – alles um uns herum einstürzen lassen und unser Leben dadurch gefährdet sein könnte, kam keine Panik auf. Mit Gelassenheit wurde Alltägliches erledigt, soweit es das sich über Tage hinziehende Beben zuließ. Obwohl auch die Sorge um das Wohl von Verwandten, zu denen man keinen Kontakt hatte, spürbar war und Trauer und Entsetzen über den kolportierten Tod vieler Landsleute sowie die Zerstörung ganzer Landesteile in den Gesichtern der Menschen zu lesen waren, wurde mit Ruhe und Bedacht gehandelt. Die in Gruppen zusammensitzenden Menschen sprachen sich gegenseitig Mut und Trost zu und gaben sich Halt.

In der westlichen Welt werden wir mit der Anforderung, Gelassenheit zu entwickeln, konfrontiert, wenn wir mit einer asiatischen Übungsdisziplin, sei es mit einer der vielen Kampfkünste oder einem der spirituellen und kontemplativen Wege, in Berührung kommen – sie ist die Grundvoraussetzung schlechthin. Wenn man den Vertretern der unterschiedlichsten Schulen Glauben schenken darf, dann kommt man nicht darum herum, als erstes Gelassenheit zu lernen, und dies geschieht durch konsequentes Üben.

Und dann, wenn man gelernt hat, gelassen zu sein, beherrscht man dann auch Gelassenheit, wie man eine Fremdsprache kann? Braucht man sie dann nicht mehr zu üben? Nein, so ist es nicht, wird man zu hören bekommen, denn auch der Gebrauch einer Sprache bedarf der Übung. Gelassen zu sein heißt, Gelassenheit auch zu üben – und das nicht ein- oder zweimal in der Woche und nicht im Vorhinein und auch nicht als Depot angelegt, sondern jeden Tag aufs Neue.

Dies gilt auch für die Praxis beim therapiegestützten meditativen Bogenschießen, wo Tun und Lassen nur dann zu einem Gewahrsein führen, wenn Gelassenheit das Geschehen dominiert. Die Erfahrung zeigt, dass Gelassenheit zu üben nicht ein Geschehen ist, das am Pflock, im Moment des Abschießens der Pfeile, beginnt. Es ist wichtig, bereits den Morgen mit Übungen – seien es Atem- oder Bewegungspraktiken, im Sitzen oder im Stehen –, mit Ruhe und Bedacht zu beginnen und mit Gelassenheit auszuführen.

Fehler zu machen ist erlaubt und sogar erwünscht

Ein Mensch, der in allem gut sein will,
muss unweigerlich unter so vielen, die nicht gut sind, scheitern.
Er muss deshalb lernen, wie man nicht gut ist, und dieses Wissen
dann gebrauchen oder nicht gebrauchen,
je nachdem, wie es der Anlass gebietet.
(Niccolò Machiavelli)

Eine wertschätzende Haltung sich selbst gegenüber soll auch tragend sein, wenn man einmal nicht das Ziel trifft. Eine symbolische Geste, um die Erwartungshaltung von Beginn an zu reduzieren, wäre beispielsweise, einen Pfeil in die Erde zu stecken, der symbolisch für die vielen Male steht, die man nicht treffen wird. So eine wertschätzende Haltung hilft uns, Gelassenheit einzuüben, mit Fehlern umzugehen, Frustrationen aufzulösen und Unsicherheiten als gegeben anzunehmen.

Sich selbst zu erlauben, Fehler machen zu dürfen, ohne Konsequenzen befürchten zu müssen, ist eine Fertigkeit, die erlernt werden muss – sind doch viele von uns mit der Anforderung, auf ja keinen Fall Fehler zu machen, groß geworden.

Baut schon unser Bildungswesen auf einem Leistungssystem auf, wo das Machen und Nichtmachen von Fehlern als Beurteilungsmaßstab herangezogen wird, wobei der Fokus weit mehr auf Fehler und Defizite gerichtet wird, so wird dieses Leistungsystem vom Bewertungssystem der Arbeitswelt um ein Vielfaches übertroffen, entscheidet doch nicht selten das Machen oder Nichtmachen von Fehlern über den Verbleib auf einem Arbeitsplatz.

Fehler zu machen ist ein natürlicher Bestandteil des Lebens, Fehler sind wichtige Erfahrungen, die zu einer gesunden Entwicklung der Persönlichkeit jedes Einzelnen einfach dazugehören. Perfektionistische Idealbilder sind zu relativieren, denn die Landung auf dem Boden der Tatsachen ist oft sehr hart.

Beim Bogenschießen einen Fehler zu machen, also fehl- oder vorbeizuschießen, gehört zum Alltag eines Bogenschützen bzw. einer Bogenschützin.

Mit Frustrationen umgehen lernen

Gerade in der heutigen Zeit ist es unerlässlich, ein gutes Maß an Frustrationstoleranz zu entwickeln. Bei geringer Frustrationstoleranz messen wir Misserfolgen zu große Bedeutung zu oder wir reagieren enttäuscht, sind wie gelähmt oder geben gar auf. Wissenschaftler, die Untersuchungen zum Thema Frustration durchgeführt haben, führen in ihren Abhandlungen an, dass Frustrationstoleranz nicht etwa angeboren ist, sondern von Kindheit an erlernt wird. Zum Teil kopieren wir von unseren Eltern bzw. unseren Bezugspersonen, wie diese mit Enttäuschungen und Hindernissen umgehen. Auch die Vermittlung von Wertvorstellungen spielt dabei eine große Rolle. Dass wir ermutigt werden, kleine Hindernisse anzupacken und uns Widerständen zu stellen, scheint genauso wichtig zu sein wie die Vermittlung der Botschaft, dass wir nicht alles sofort und auf der Stelle bekommen, was wir möchten.

Mit Frustration umgehen zu lernen, gehört untrennbar zum Bogenschießen dazu. Dass sich kein Schuss wiederholen lässt, ist eine unumstrittene Tatsache. Hat man einmal getroffen, so kann man nicht sicher sein, dass der nächste Schuss ebenfalls trifft. Jeder Schuss konfrontiert uns aufs Neue damit, eventuell nicht zu treffen und deshalb gehört der gelassene Umgang mit Frustration als Bestandteil des Tuns beim Bogenschießen dazu.

Übertragen wir dies auf unseren Lebensalltag, können wir auf eine bessere Frustrationstoleranz, die in der Bogenschießpraxis eingelernt wird, zurückgreifen. Diese Übertragung ist für das therapiegestützte meditative Bogenschießen von großer Wichtigkeit, da sie hilft, Situationen im Alltag besser zu bewältigen und eine gelassenere Lebenseinstellung zu generieren.

Unsicherheiten

Habe den Mut, dich ins Leben zu stürzen,
Risiken einzugehen, Rückschläge einzustecken,
in dem Wissen, dass du dem Spiel der Gegensätze ausgesetzt sein wirst,
also Erfolg und Scheitern, Glück und Unglück, Lob und Tadel.
(Arnaud Desjardins)

Unsicherheiten in unserem Leben nehmen immer mehr zu, im Beruflichen wie auch im Privaten. Nichts scheint mehr fix zu sein. Wo es früher Bereiche der Sicherheit gab (man erlernte einen Beruf in der Überzeugung, in diesem Beruf alt werden zu können), so bewegt man sich heute immer mehr auf unsicherem Terrain.

Die Atmung

Die Annahme, dass die Atmung unsere Haltung, unsere Bewegungen, unsere Kraft, aber vor allem unsere Gefühle, Gedanken, unsere Stimmung, ja unser gesamtes Verhalten beeinflusst, ist ein fester Bestandteil des Gedankengutes der asiatischen Gewahrseinsphilosophien im Yoga und Qigong.

Im Laufe der Jahrhunderte hat sich eine Vielfalt an Atemtechniken entwickelt, die in unterschiedlicher Weise Verwendung fanden. So wurden in China Atemtechniken etwa zur Behandlung von Krankheiten eingesetzt. Aber auch in einer Reihe von anderen Künsten, wie beispielsweise in der Kunst des absichtslosen Bogenschießens, ist die bewusste Atemführung ein Hauptbestandteil des Übungsalltags.

Die bewusste Führung des Atems bei der meditativ geführten Innenwahrnehmung soll helfen, zu Geschmeidigkeit, Entspanntheit, Unbekümmertheit und Leichtigkeit zu kommen. Hier ist in erster Linie die natürliche Bauchatmung zu nennen, die hilft, zu einem vertieften Gewahrsein der Leibesmitte zu gelangen.

Beim Atmen sollte man so vorgehen:
Man behält den Atem und er sammelt sich.
Wenn er sich gesammelt hat,
dehnt er sich aus.
Wenn er sich ausdehnt, geht er nach unten.
Wenn er nach unten geht, wird er ruhig.
Wenn er ruhig geworden ist, wird er fest.
Wenn er fest geworden ist, beginnt er zu
keimen.
Wenn er ausgekeimt ist, wächst er.
Wenn er gewachsen ist, sollte man ihn
wieder zurückdrücken.
Wenn er zurückgedrückt ist, erreicht er
den Scheitel.
Oben drückt er dann gegen den Scheitel,
unten drückt er abwärts.

(Aus einer Inschrift auf 12 Jadesteinen aus dem 6. Jhdt. v. Chr.)

Dafür stehen fünf Schlüsselworte: Ruhe, Sanftheit, Tiefe, Kontinuität und Gleichmäßigkeit.

Die natürliche Bauchatmung, auch buddhistische oder weiche Atmung genannt, kann bei täglicher Übungspraxis in kurzer Zeit beherrscht werden. Ziel ist es, sie nicht nur zu bestimmten Zeiten, wie während des Bogenschießens, einzusetzen, sondern sie so in den Lebensalltag zu integrieren, dass sie ohne bewusste Willenslenkung von allein passiert. Das bedeutet, dass tiefe, leichte und langsame Atemzüge bis zur Leibesmitte geführt werden, dabei werden die Muskeln von Bauch und Unterleib trainiert.

Mit der Anweisung, in den Qigong-Stand zu gehen – was bedeutet, eine aufrechte Haltung einzunehmen und die Füße in Schulterbreite parallel auszurichten sowie die Schultern locker nach unten hängen zu lassen, sodass die Handflächen sich auf Höhe der Oberschenkel befinden –, begannen wir die von Prof. Cong angeleitete Atemübung. Zuerst aber sollten wir die Zunge hinter den oberen Schneidezähnen am Gaumen aufliegen lassen. Gemäß seiner Aufforderung, die Achtsamkeit auf Dantian zu lenken, sollten wir nun ausatmen.

In seinen weiterführenden Erklärungen wies uns Prof. Cong darauf hin, dass der Atemrhythmus der natürlichen Bauchatmung aus vier Teilen besteht. So folgen jeweils zwischen Ein- und Ausatmung kurze natürliche Atempausen, wobei die Luft nicht bewusst angehalten werden soll.

Bei der Einatmung sollte man (bei steter Übung) das Gefühl bekommen, dass der Bauch sich von unten langsam mit Atemluft füllt. Bei der Ausatmung kehrt man von oben wieder nach unten zurück und lässt die Luft natürlich ausströmen.

Diese Übung sollte jeden Tag, am besten früh am Morgen, durchgeführt werden, dabei sei es sinnvoll, sie mindestens fünfzehn Minuten lang, immer zur selben Zeit, auszuführen.

Das Lenken der Aufmerksamkeit auf die Atmung ist die Methode der Wahl schlechthin, um einen übermäßigen Gedankenfluss zu verringern und somit die beste Voraussetzung dafür, in die innere Stille einzutauchen. Dieser Zustand der vollkommenen inneren Ruhe ermöglicht eine erwartungslose innere Haltung, in der das Gewahrsein extrem geschärft und klar ist.

Das Prinzip des Loslassens

Indem man loslässt, geschieht alles wie von selbst.
Die Welt wird gemeistert von jenen, die loslassen.
(Laotse)

Den richtigen Zeitpunkt für das Loslassen des Pfeiles zu finden, ist ein wichtiger Bestandteil des therapiegestützten meditativen Bogenschießens und gehört zu den schwierigsten Übungen.

Wir können es immer wieder erleben:
Der gegenwärtige Moment ist ein wunderbarer Moment.
Weniger intellektuelle und willensmäßige Fixierung,
das Loslassen, der Verzicht auf das Habenwollen,
– das stärkt unser Sein, jeden Moment.
(Thich Nhat Hanh)

Vertrauen

Das Wesentliche in der Kunst des Bogenschießens hat mit Vertrauen zu tun: mit Vertrauen in ein Geschehen, das die Grenzen des Subjekts übersteigt und ein sich Ein-Lassen erfordert, verbunden mit einer inneren Gelassenheit, und folglich eine Tiefenentspannung auf leiblicher Ebene zu bewirken vermag.

Balance von Aktivität und Passivität

Über das Ziel hinauszuschießen ist ebenso schlimm,
wie nie an das Ziel zu kommen.
(Konfuzius)

Entsprechend dem prozessorientierten Übungsweg des therapiegestützten meditativen Bogenschießens gilt es, Ruhe in die Bewegung zu bringen. Dies geschieht durch entschleunigende Übungen, die helfen, zu einer ausgewogenen Balance von Aktivität und Passivität zu gelangen.

Die Ausgewogenheit beider Daseinsbereiche führt zu einer Grundhaltung, die ihren Ausdruck in einer achtsamen Hinwendung und Bewusstwerdung findet – ein mit allen Sinnen gewahrsames Tun. Diese neu erworbene Grundhaltung, die einer steten neuerlichen Ein-Übung bedarf, ermöglicht es, ein Handeln zu entwickeln, das aus sich heraus stimmig und folgerichtig ist.

Selbstreflektierte Wahrnehmung

Willst du die rechte Wachsamkeit aufrechterhalten,
dann darf dein Geist weder zu angespannt noch zu entspannt sein,
genau wie die Saiten der Vina.
(Kalu Rinpoche)

Das für alle Körperbewusstseinsverfahren geläufige Gewahrsein ist auch beim therapiegestützten meditativen Bogenschießen bezeichnend für ein selbstreflexives Wahrnehmen. Gegenstand ist die Leib-Selbst-Erfahrung und die damit verbundene Selbstbeobachtung. Im therapeutischen Bogenschießen benennen wir diesen Zustand »entspannt, ruhig und natürlich«, d. h., dass sich der Übende seiner Emotionen zwar bewusst ist, sich aber nicht von ihnen fortreißen lässt, beziehungsweise, dass er auf Wahrgenommenes nicht überreagiert und es nicht verstärkt. Dieses Gewahrsein ist eine neutrale Einstellung, die auch in turbulenten Situationen die Selbstreflexion bewahrt. Therapiegestütztes meditatives Bogenschießen fördert die Erfahrung der Sinne über bewusstes und authentisches Wahrnehmen der Welt, und es eröffnet sich ein Tun des im Hier-und-Jetzt-Seins.

Gewahrsein ist Bewusstheit. Gewahrsein geschieht auch im bewussten Erleben, mit dem der Mensch in seiner Ganzheit mit sich selbst, den anderen und der Welt in Kontakt steht. Die Welt mit all ihren Sinnen zu begreifen und ihrer gewahr zu werden, wird dabei zu einem auf Bewusstheit begründeten aktiven Prozess, der auf der Erfahrungsebene der Begegnung mit sich und anderen und der Welt stattfindet. Dabei orientiert sich das therapiegestützte meditative Bogenschießen an den philosophischen Grundlagen eines humanistischen Menschen- und Weltbildes.

Über Techniken des Außen- und Innengewahrseins, aber auch mit Hilfe intermediativer Reize (z. B. Visualisierung) wird versucht, zu einer leiblichen Zentrierung zu gelangen. Dabei erfolgt eine Bezugnahme auf jeweils drei aus der westlichen Welt – nämlich Integrative Gestalttherapie, die Arbeit mit den Archetypen und das intuitive Bogenschießen – und drei aus dem asiatischen Raum – nämlich Qigong, Yoga und die Trancetechniken der Kirati – stammende Disziplinen, die gewahrseinsbasierende Ansätze aufweisen.

> *Gewahrsein ist freies Erspüren dessen, was in dir auftaucht, was du tust, fühlst oder vorhast. Sie ist ein Grundelement und eine umfassende Ganzheit. Ohne Bewusstheit gibt es keine Kenntnis einer Wahlmöglichkeit.*
>
> (Frederick Perls)

5. Säule
Meditation und Trance der Kirati

Die Kirati

Überlieferungen weisen darauf hin, dass die Kirati ein aus Burma (das heutige Myanmar) stammendes Volk sind, das nach Norden zog und in Nepal und in anderen Himalayastaaten eine neue Heimat fand. Zu den Kirati zählen, um nur einige zu nennen, Volksgruppierungen wie die Rai, die Limbu, die Sunuwar, die Dhimal und die Yakkha. So vielzählig die Gruppierungen innerhalb der Kirati sind, so vielfältig sind auch die unterschiedlichen Sprachen, die eine eigene Sprachfamilie innerhalb des Tibetobirmanischen bilden.

Die Weltanschauung der Kirati

Mein Freund Mohan erzählte mir, dass die Kirati bis vor Kurzem – bis zur Mitte des 20. Jahrhunderts – noch auf eine Weise lebten, die es ihnen erlaubte, in Gewahrsein in einer intakten natürlichen Umwelt zu existieren. Sie gingen achtsam und genügsam mit dem um, was ihnen die Felder und Wälder an Nahrung und Lebensnotwendigem schenkten. Sie ernteten wilden Honig, sammelten Früchte, bauten Hirse, Mais und Reis an. Als »Medikamente« dienten Heilpflanzen, über die die Kirati große Kenntnisse besitzen. An Werkzeugen hatten sie nur das zur Verfügung, was sie traditionell aus Bambus selbst herstellten. Für den Haushalt wurden Keramikgefäße angefertigt.

Seit 1991 zählt »Kirat« – so heißt die Religion der Kirati – zu den offiziell anerkannten Religionsgemeinschaften, nach Hinduismus, Buddhismus und Islam ist sie die viertgrößte Glaubensgemeinschaft Nepals. Ihr Glaube heißt Mundhum (Baumwurzel) und ihre Weltanschauung ist animistisch geprägt. Die Kirati haben keine Kirchen, sie verehren Naturgeister und Naturwesenheiten. Ihre Götter sind personifizierte Naturgewalten und Naturphänomene, wie Feuer und Wasser, der Morgen und die Dämmerung, Sonne, Mond und Sterne, Donner, Blitz und Wind. Sie verehren Flüsse, Berge, Wälder, alle Pflanzen und Tiere und den Menschen.

In der Fruchtbarkeit der Erde erkennen die Naturvölker eine selbstlose Hingabe, wie sie nur eine Mutter schenken kann. Deshalb ist die Erde für sie Nährmutter (Mother Dschangali), die ständig neues Leben schenkt.

Für die Nepali ist alles heilig, angefangen vom kleinsten Lebewesen bis hin zum höchsten Berg. In der Natur sehen sie das unaussprechlich Göttliche, das geschätzt und verehrungswürdig ist. Dementsprechend sind ihre Handlungen ausgerichtet. Rituelle Formen prägen den Alltag und betten alle Handlungen in ein heiliges Geschehen ein. In jedem Haus befinden sich ein für Zeremonien und Opfergaben ausgewiesener Platz sowie ein Ahnenhäuschen mit einer eigenen Feuerstelle, wo zur Ehre der Ahnen Tag und Nacht ein Feuer in Gang gehalten wird.

Das Universum der Kirati wird in drei Bereiche eingeteilt: die Unter-, die Mittel- und die Oberwelt. Diese Welten haben eine große Bedeutung im realen wie auch im rituell-kultischen Leben. Erwähnenswert ist die im religiösen Gedankengut verankerte Tradition der Befragung der Ahnen. Eine wichtige Rolle spielen dabei die Jhankris, die als Mittler zwischen den Welten fungieren. Ihre Aufgabe ist es, in das Totenreich, einen Teilbereich der Unterwelt, zu reisen und mit den Verstorbenen in Kontakt zu treten.

Feste und Feierlichkeiten: Zeit der Begegnung und des Bogenschießens

So karg das Leben in Nepal ist und so entbehrungsreich ein Jahr auch sein mag, es ist durchzogen von einer großen Anzahl an Festen und Feierlichkeiten. In abgelegenen Gebieten sind diese Feste, wie für die in Ostnepal lebenden Rai, immer auch Anlass, sich im Bogenschießen zu messen und Wettkämpfe auszutragen.

Hier möchte ich die drei wichtigsten nepalesischen Feste nennen: Dashain, Holi und Neujahrsfest. Es sind große Familienfeste, und die Nepali kommen, auch wenn sie noch so weit weg leben, nach Hause in ihre Heimatdörfer. Auf den ausgewiesenen Feldern vor den Dörfern, wo dann die Wettkämpfe ausgetragen werden, tummeln sich an den Festtagen Bogenschützen und Zuschauer. Der Trubel ist groß, alle wollen mitschießen. Es wird gefeiert, gelacht und gejubelt, wenn die Zielscheibe, ein dickes Bohlenbrett im Ausmaß von 30 bis 40 cm Breite und einer Höhe von 60 bis 80 cm, getroffen wird und der Einschlag der eisernen Pfeilspitzen im Holz zu hören ist. Dabei beträgt die Distanz zumeist an die 40 Meter oder darüber hinaus. Für jeden Durchgang hat ein Schütze zwei Pfeile. Und sie treffen damit so gut wie ihre Vorfahren – sind ihre Väter und Großväter doch mit Pfeil und Bogen aufgewachsen.

Auf der Spur des Bambusbogens

Für die Menschen der indigenen Völker in Nepal ist Bambus aus dem Alltagsleben nicht wegzudenken. Es findet überall Verwendung, vom Hausbau bis hin zu Haushaltsgerätschaften. Aus Bambus werden auch schon seit Urzeiten Bögen, Köcher und Pfeile hergestellt. Deshalb dachte ich, es würde für mich ein Leichtes sein, bei den Bergbewohnern der Himalaya-Dörfer des Gauri-Shankar-Gebiets einen traditionellen Bogen aus Bambus zu bekommen.

Meine Suche, bei der mich meine nepalesischen Freunde tatkräftig unterstützten, blieb zunächst erfolglos. Erst in Kathmandu, wo ich in mehreren Ethno-Art-Handicraft-Läden nachfragte, fand ich zwei Bögen. Zu diesen zwei Exponaten kam ein dritter dazu, den ich von meinem Freund Mohan Rai bekam und der seinem Vater gehört hatte. Alle drei Bambusbögen waren schwarz gefärbt vom Rauch der Herdfeuerstellen, die es noch heute in ganz Nepal gibt.

Nun hatte ich die Möglichkeit, die Bauweise der Bögen miteinander zu vergleichen. Alle drei Bögen waren aus Bambusrohrschalen gebaut, wiesen aber Unterschiede in Form und Bauweise auf.

- Der Bogen, den ich von Mohan Rai geschenkt bekommen hatte, hatte einen Griff aus Holz; Bogensehne und Griffwicklung waren aus Brennesselfasern gefertigt. Er war 132 cm lang und von relativ schmaler Bauweise (28 mm), mit gleich starken, vom Mittelstück bis zu den Nocken gerade auslaufenden Wurfarmen. Als typischer Kirati-Bogen hatte er die glatte, weichere Innenseite des Bambus als Rücken.

- Der zweite Bogen hatte kein Griffstück und war mit einer Länge von 152 cm der in der westlichen Welt gebräuchlichen Pyramidalbogenform ähnlich, mit einem breiten Mittelstück (45 mm), die Wurfarme zu den Nocken schmal auslaufend. Bei diesem Bogen aus der Tradition des Volksstammes der Newari bildete die äußere, härtere, mit Knoten unterbrochene Außenseite des Bambus den Bogenrücken.

- Der dritte Bogen, von den Nepali »Galeli Dhanu« genannt, war vom Bau her ähnlich wie der Kirati-Bogen, aber der kürzeste der drei Bögen, mit einer Länge von 120 cm und einer Breite von 28 mm im Griffbereich. Er hatte eine 8 mm breite Sehne aus gegerbtem Leder, die in der Mitte einen Auslass hatte. Mit ihm wurden in der Vergangenheit kleine Kügelchen aus gehärtetem Lehm geschossen, um Affen und Vögel zu vertreiben.

Nun hatte ich zwar drei Bögen, aber sie zu spannen, geschweige denn mit ihnen zu schießen, habe ich bis heute nicht gewagt, sind sie doch an die 80 bis 100 Jahre alt. Um zu einem ähnlichen Bambusbogen zu kommen, wie ihn »mein Bogenschütze« in den Bergen benutzt hatte, wandte ich mich an meinen Freund Mohan Rai, der mir versprach, einen Bogen bei seinen Verwandten in Ostnepal zu besorgen. Dort schießt man, wie im Nachbarland Bhutan, noch immer mit traditionellen Bambusbögen. Zudem sagte er mir zu, mir neben einem Köcher auch Pfeile zu besorgen.

Einige Zeit später, ich war bereits zurück in Österreich, bekam ich aus Nepal ein Paket mit zwei Köchern, einigen Bambuspfeilen und zwei schießbaren traditionellen Kirati-Bögen, die aus zwei gespaltenen Bambusrohr-Billets zusammengesetzt waren. Im Griffbereich waren die Billets 20 cm überlappt und mit Stoffbändern an den jeweiligen Enden fixiert. Mit einer Länge von 152 cm hatten beide Bögen die Länge des Newari-Bogens. Im Vergleich zu diesem hatten sie aber im Griffstück nur eine Breite von 28 mm.

Bogenbauversuche mit Bambus

Außerdem enthielt das Paket noch sechs Bambusschalenstäbe, wollte ich mich doch im Bambusbogenbau versuchen. Mit diesen Bambusrohlingen, die mir Mohan geschickt hatte, begann ich kurze Zeit später zu experimentieren. Einige Fehlversuche, bei denen die Bögen meist im Griffbereich brachen, veranlassten mich, dem nächsten Bogen die pyramidale Form der Newari zu geben. Als Rücken nahm ich aber die glatte und weiche Innenseite des Bambus, nach Vorbild des Kirati-Bogens.

Mit diesen in Österreich gemachten Vorerfahrungen begab ich mich 2015 auf meine nächste Nepalreise. Schon im Vorfeld hatte ich mit Mitgliedern einer Community in Kathmandu Kontakt aufgenommen, die auch heute noch mit traditionellen Bögen aus

Bambus schießen. Ich bat um Information, welche Art von Bambus sie für den Bau von Bögen verwenden würden und fragte, ob sie mir, wenn ich dann in Nepal wäre, einige der von ihnen verwendeten speziellen Bambusstäbe zur Verfügung stellen könnten. Sie erfüllten meine Bitte, am zweiten Tag meines Aufenthaltes brachte man mir einige Stäbe vorbei.

Noch am selben Tag begann ich, meinen ersten Bambusbogen auf nepalesischem Boden zu bauen. Zwei Tage intensiver Arbeit mit dem Khukuri und dem mitgebrachten Werkzeug aus Österreich, und der Bogen war für das Einschießen fertig. Zudem besorgte ich mir drei runde Reisstrohmatten (je 3 cm dick und 40 cm breit). In Nepal werden diese üblicherweise im Haushalt verwendet. Ich packte sie in einen Hanfsack, und fertig war eine stabile Zielscheibe. Mit im Gepäck hatte ich auch eine gespleißte Sehne und zehn Pfeile.

Bogenschießen in den Bergen

So ausgerüstet, reiste ich dann hinauf in die Berge des Gauri-Shankar-Gebiets, um mich mit den Kindern eines von mir initiierten Schulprojekts zu treffen und mit ihnen auch Bogen zu schießen. Einige Stunden nach meiner Ankunft, als ich dabei war, auf einer freien Fläche die Zielscheibe aufzustellen, fand sich in kürzester Zeit eine immer größer werdende Schar an Dorfbewohnern ein. Um mich herum wurde angeregt diskutiert und interessiert zugeschaut, während ich meine Schießübungen aufnahm. Die Neugierde schlug in Begeisterung um, als es dann darum ging, Pfeil und Bogen selbst in die Hand zu nehmen und ein paar Pfeile zu werfen. Zunächst kamen die Kinder an die Reihe. Nach einer kurzen Anleitung zeigten sie ihr Können und bald darauf fand Pfeil um Pfeil sein Ziel.

Als später die Erwachsenen an die Scheibe herantraten und zu schießen begannen, konnte ich bei ihnen eine ähnliche Schießtechnik sehen wie bei dem bogenschießenden Nepalesen, den ich eingangs beschrieben habe: der leicht zur Seite geneigte Bogen, der fliegende Anker. Auch die Fingerzugtechnik der Schusshand war ähnlich, wie sie die Pfeile mit Daumen und Zeigefinger einklemmten und die Sehne mit angewinkelten Mittel- und Ringfinger zusätzlich umschlossen (= Tertiary Release, vgl. Jürgen Junkmanns). Kinder wie Erwachsene stellten sich sehr geschickt an, wobei bei den älteren Bogenschützen ersichtlich wurde, dass sie nicht das erste Mal geschossen hatten. An die Fertigkeit und Kunst »meines Bogenschützen« kam aber bei Weitem niemand heran.

Die Ruhe, Kraft und Ausgeglichenheit im Fluss der Bewegungsabfolge, die mich so in Bann geschlagen hatten, würde auch – so erklärte mir mein Freund Mohan – von den Ritualen stammen, die jeden nepalesischen Bogenschützen während des gesamten Prozesses des Bogenschießens begleiten würden. Es sind dies Rituale, die aus der immensen Ritualvielfalt der nepalesischen Ethnien stammen. Ihr Nuancenreichtum ist in der variantenreichen und komplexen Verschmelzung alter archaischer Naturtraditionen mit buddhistischen und hinduistischen Elementen zu sehen.

Jeder Bogenschütze kann aus diesem Pool an Ritualen sein eigenes individuelles Ritualprogramm zusammenstellen. Dazu zählen praktische Körperertüchtigungsübungen (Asanas), traditionelle Hand- und Fingerhaltungen (Mudras) wie auch das Rezitieren von Mantras.

VII Durch Achtsamkeit zum Gewahrsein

Gewahrseinsriten

Mantras

Mantras zu rezitieren ist eine Technik, um den Geist auszurichten.
(Mohan Rai)

Unter dem Begriff »Mantra« (Sanskrit: मन्त्र, mantra, »Spruch, Lied, Hymne«) werden heilige Silben, heilige Wörter oder heilige Verse zusammengefasst, die ihre Wirkung durch das Hören, Sprechen bzw. Singen sowie durch das Rezitieren in Gedanken entfalten. In Nepal ist es üblich, Mantras den Tag über, bei jeder Gelegenheit – sei sie profan oder sakral – zu rezitieren. Im Hinduismus, im Buddhismus, aber auch in den animistisch geprägten Religionen der Ethnien Nepals haben Mantras einen festen Platz im rituell-spirituellen Tun. So auch bei den Kirati und den Tamang.

Die uralten Mantras, die ich in Nepal von Mohan (Rai) und Danshing (Tamang) lernte, sind ihrer Angabe nach einem Zeitraum zugeordnet, der vorhinduistischen Ursprungs ist. Die Ernsthaftigkeit und Eindringlichkeit, mit der mir die Mantras nähergebracht wurden – immer wieder wurde ich von Mohan aufgefordert, die erlernten Mantras zu rezitieren –, weisen auf die Wichtigkeit der Mantras im traditionellen Glaubenssystem der Kirati hin.

Indem ich aktiv in Trance-Rituale miteinbezogen wurde, bei denen Trommeln zum Einsatz kamen, Mudras ausgeführt und Mantras rezitiert wurden, reaktivierte Danshing in mir eine Welt des magischen Verständnisses, welches in vielen Kulturen als Kraftquelle genutzt wird.

Die äußeren Tätigkeiten des Schamanen erhalten ihren Sinn und ihre Wirksamkeit erst durch das Rezitieren der vorgeschriebenen Worte. So erzählte mir Danshing, dass erst durch die Kraft der Mantras eine Heilbehandlung gelingen kann. Während seiner langen Lebenszeit habe er eine Vielzahl von Mantras gelernt und angewandt.

Jedes Mantra hat seine eigene Qualität und Wirkung. Mantras sind »Klangkörper einer spirituellen Kraft«, die durch wiederholendes Rezitieren eine Atmosphäre schaffen, die eine heilsame Wirkweise auf alle Beteiligten hat. Dabei spielen der mit dem Mantra verbundene Klang, die Resonanz und der Rhythmus, aber auch die Kraft des Schamanen eine Rolle. Denn erst durch seinen Atem wird die Macht der Mantras bei einer Heilbehandlung auf den Körper des Kranken übertragen.

Mantras können benutzt werden, um Geist und Körper zu beeinflussen. Das Rezitieren eines Mantras kann auch dem Freisetzen mentaler Energien dienen. Es produziert einen veränderten Bewusstseinszustand, welcher hilft, den Fluss der Gedanken einzustellen.

Mudras – meditative Gesten und Haltungen

Mudras helfen, zu einer inneren und äußeren Ausrichtung zu kommen und die Fokussierung zielgerichtet auf einen Punkt zu richten. »Mudra« ist ein Begriff, der vielen Bedeutungen unterliegt. Mudras können Gesten, symbolische Finger-, Körper-, aber auch

Augenhaltungen sein, die die Aufgabe haben, über eine äußere Form zu einem Innengewahrsein zu kommen Die folgenden Mudras zeigte mir Mohan Rai, nachdem ich ihm von meiner Begegnung mit dem Bogenschützen erzählt hatte.

Die Pfeilfinger-Mudra, so nannte Mohan die erste Mudra, die er mir zeigte, wirke auf den Bogenschützen, indem sie Körper und Geist verbindet und ein Ausgerichtet-Sein fördert. Sie wäre unerlässlich für jeden ernsthaft Übenden. Zudem erklärte er mir, dass es mit Hilfe von Mudras leichter wäre, das »Hier und Jetzt« des Augenblicks vollständig zu erfassen.

Stelle dich in aufgerichteter Haltung hin, strecke den Arm und die Hand, mit der du deinen Bogen hältst, aus, sodass sie einen rechteckigen Winkel bilden. Forme dann deine Hand, indem du Zeige- und Mittelfinger ausstreckst. Lege nun deinen Daumen auf die Nägel des Klein- und des Ringfingers. Der Druck des Daumens ist dabei ganz leicht und fein und die ganze Hand entspannt. Blicke nun in die Richtung, in die deine Finger weisen und nimm die Haltung ein, die du beim Bogenschießen einnimmst. Stehe entspannt mit nach hinten und unten gerichteten Schultern. Die Brust ist offen und frei, das Kinn etwas zurückgezogen, der Nacken lang und locker.

Die Pfeilfinger-Mudra wird eingesetzt, um den Geist und die Energie in eine Richtung zu bündeln. Dabei stelle man sich vor, dass sie durch die beiden Finger nach vorne auf das Ziel hingebracht werden, erklärte mir Mohan. Zudem, führte er in seinen Unterweisungen weiter aus, käme es beim Üben der Mudras nicht auf die Länge und Dauer an, sondern auf die Qualität der inneren Stille, die sich nach regelmäßigem Üben in einem auftut.

Dies gälte auch für die Rudra-Mudra, die uns hilft, unsere Mitte zu stärken, uns zu zentrieren und unsere Aufmerksamkeit auf einen Punkt zu richten.

Nimm wie vorhin bei der Pfeilfinger-Mudra eine aufrechte Haltung (du kannst dabei auch sitzen) ein und winkle deine Arme leicht an, sodass deine Hände etwa zwei bis drei Zentimeter unter dem Nabel, zueinander schauend, am Körper zu liegen kommen. Forme nun beide Hände so, dass die Spitzen des Daumens, des Zeige- und des Ringfingers sich sanft berühren. Die beiden anderen Finger sind dabei locker ausgestreckt. Richte nun deine Aufmerksamkeit nach vorn auf einen imaginären Punkt am Horizont.

Nach innen schauen

Ein weiterer wichtiger Aspekt der Vorbereitung beim traditionellen Bogenschießen in Nepal ist ein meditativer Bewusstseinszustand, der mit einer nach innen gerichteten Schau verbunden ist.

Diese nach innen gerichtete Schau, bei dem die Aufmerksamkeit nach innen gelenkt wird, ist eine vorwiegend in Asien ausgeübte Achtsamkeitspraxis, bei der der Geist zur Ruhe kommen soll.

Ich durfte im Laufe meines Lebens unterschiedlichste Methoden der Innenschau kennenlernen und praktizieren. Aktive Meditationsarten wie Yoga und Qigong, die ich über Jahre auch lehrte, haben in ihrem Zentrum immer die Entwicklung, Verfeinerung und Vertiefung des Innengewahrseins. Die verschiedensten Körperübungen, die mit hoher Achtsamkeit ausgeführt werden, dienen der Versenkung und haben eine Innentiefung zum Ziel.

Bei den Himalayavölkern Nepals gilt Versenkung und die damit verbundene Innentiefung als eine grundlegende und zentrale bewusstseinserweiternde Übung. Je nach Tradition werden dabei unterschiedliche Methoden angewendet. Musik und die Verwendung von Musikinstrumenten – wie die Stielhandglocke, das Schneckenhorn und die Trommel – sind Bestandteil ihrer Innenwelt-Kultur.

In der animistisch-buddhistischen Tradition meines Bruders Danshing Tamang spielt das Trommeln eine wesentliche Rolle. Trommeln als archaische Urform des sich Verbindens mit dem Kosmos und den Innenwelten wird von den Ethnien Nepals bis heute praktiziert und führt zu einem tiefen Erleben der Innenwelten und des Innengewahrseins.

Als ich Danshing 2005 das erste Mal begegnete und unter seiner Anleitung begann, die Dhangro (Ritualtrommel) zu schlagen, war ich begeistert und fasziniert. Dieses uralte, rituelle Handwerkzeug in der Hand zu haben und mit dem Rhythmus der Schläge in innere Gewahrseinswelten einzutauchen, war der Ausgangspunkt einer abenteuerlichen Reise.

Die Trommel – das Reittier zu den inneren Gewahrseinsraumebenen

Bei manchen Völkern heißt die Schamanentrommel »Bogen«, durch ihren Zauber wird der Schamane wie ein Pfeil zum Himmel geschleudert.
(Mircea Eliade)

Die Dhangro, die doppelt bespannte Ritualtrommel der Kirati und Tamang, hat ihren Ursprung in einer Jahrtausende alten Traditionsgeschichte. Ihre Form und Gestalt hat sich laut Mohan bis in die Gegenwart kaum verändert. Auch die Materialen sind gleich geblieben, mit einer Ausnahme: Wurde der auch heute noch aus Eichenholz (shanp sung, nep.) gefertigte Trommelkörper ursprünglich auf der einer Seite mit dem Fell der Hochgebirgsziege und auf der anderen mit Affenfell bezogen, so ist man in der Neuzeit dazu übergegangen, beide Seiten mit Ziegenfell zu bespannen.

Jede Trommel ist für sich ein kleines Kunstwerk, da sie als wichtigstes Ritualinstrument durch ihre Symbolik ein Abbild des gesamten Kosmos darstellt. Der in drei Ebenen unterteilte Trommelgriff ist die Weltenachse, welche die Ober-, Mittel- und Unterwelt miteinander verbindet.

Sie spielt bei der Gestaltung und Durchführung von Zeremonien und Ritualen eine tragende Rolle. Mit einem schlangenartigen Schlägel aus Bambus (Gaja) gespielt, kann die Trommel in der Hand des erfahrenen Trommlers einerseits zum ekstatischen Tanz anpeitschen, andererseits sogar den Herzschlag verlangsamen.

Was in der Psychologie als »Participation Mystique« bezeichnet wird, ist aus unserer Tatsachenwelt verschwunden, aber gerade die reichen bildhaften Assoziationen sind es, die der Welt der Ethnien Nepals ein so farbiges und fantasievolles Aussehen geben.

Durch meine nepalesischen Freunde habe ich einen Einblick in ihre Kultur und Religion bekommen. Durch ihre Erzählungen und Schilderungen erfuhr ich, dass ihr gesamter Kosmos potenziellen Symbolcharakter hat: In ihrer Welt hat alles eine symbolische Bedeutung – das Reich der Natur mit Steinen, Pflanzen, Tieren und Menschen, eingebettet in den Kreislauf der Elemente. Seit ältesten Zeiten spielt diese Symbolhaftigkeit auch im Pantheon der Götter und Göttinnen eine Rolle und wird in den Mythen von Generation zu Generation weitergegeben, als »unbewusstes Gemeinwissen« wird so ein magisches und rituelles Verständnis erhalten und als Kraftquelle genutzt. Die Naturvölker Nepals wissen intuitiv, dass die Symboliken ihrer Archetypen ererbte Grundlagen der Persönlichkeitsstruktur sind. Diese müssen aktiviert werden, damit wir aus ihr für unser Leben etwas herauslesen können. Dem nepalesischen Schamanen verhilft die Trommel dazu, sich in Trance zu versetzen. Die Schamanentrommel ist sein Reittier, auf ihr reist er in die unterschiedlichsten Welten seines kollektiven Unbewussten, in die »Welt der Geister«. Der Weg dorthin ist die schamanische Reise, eine Art katathymes Bilderleben mit dem Ziel, sich über ein bestimmtes Problem auf einer anderen Ebene Gewissheit zu verschaffen. Der sich immer wiederholende Rhythmus der Trommelschläge mit seinen vielen Obertönen begleitet den Reisenden. An ihnen hält der Schamane sich fest, sie begleiten ihn, sind ihm Leitschnur und Sicherheitsanker und führen ihn nach vollbrachter Aufgabe wieder an seinen Ausgangspunkt zurück.

Dass die Informationen, die ein Schamane auf anderen Bewusstseinsebenen erhält, in der Alltagswelt seines Volkes, Stammes oder seiner Dorfgemeinschaft auch tatsächlich Gültigkeit und Wirkung haben, zeichnet den guten Schamanen aus. Je tiefer die Ebene, in die er hinuntersteigt, desto weniger ist die Information von seinen persönlichen Vorlieben und Abneigungen geprägt. Seine Subjektivität steht der übergeordneten, objektiven Wahrheit, die er in der Tiefe seiner Psyche findet, nicht im Wege.

So geht der Jhankri nicht unbedingt gleich in den Wald, um Heilkräuter für einen Kranken zu suchen. Er macht eine »Reise« zu seinen inneren Ratgebern und weiß bei der Rückkehr genau, welches Heilmittel das Richtige ist.

Der Schamane muss seine eigene Seele vom Körper lösen, damit er sich auf den Weg in die unterschiedlichen Welten und zu den Ahnen und Göttern begeben kann. Auf diesem Wege begegnen ihm die »bösen Geister«, die er überwinden muss, ehe er ins Reich der Götter gelangen kann. Mit den Göttern aber muss er verhandeln, mit ihnen ringen und kämpfen, bis er weiß, welches Opfer ihnen genehm ist und wann er das Ritual ausführen darf.

Der Phurba – ein rituelles Gewahrseinssymbol

Die Bedeutung des Phurba und seine Anwendung ist breit gestreut, seine Symbolik viefältig. Als Griff ziert er die doppelbespannte Trommel. Als zentrales Ritualgerät der Jhankris findet er bei Heilritualen Verwendung, indem der Heilkundige mit ihm über den Körper des Patienten streicht. Als Symbol der Innengewahrseinswelten ist er Begleiter bei den Reisen nach innen. Sein Ursprung geht zurück in die Zeit, als die Menschen in der Himalayaregion noch nicht sesshaft waren. In der simpelsten Form war er ein unverzierter Zeltpflock, der erst über die Jahrtausende des Gebrauchs zu dem reichverzierten Ritualgerät wurde, das er heute ist. Heute wird der Phurba unter anderem dafür verwendet, um die rituelle Verbundenheit mit einem Ort aufzuzeigen.

Jeder Phurba weist eine Dreiteilung auf der **vertikalen** Ebene auf. Im Verständnis der Ethnien Nepals verkörpert die Dreiteiligkeit des Phurba die Physiognomie des Menschen: Unterkörper, Rumpf und Kopf (Dharma, Karma, Shakti). Der Phurba symbolisiert aber auch die axis mundis, die Weltachse, auf der der Jhankri die verschiedensten Ebenen des Himmels, der Erde und der Unterwelt bereist.

Diese Dreiteiligkeit findet sich ebenso in **horizontaler** Richtung. Der Knauf des Phurbas zeigt meist drei Gesichter. Eines davon ist freudvoll, eines friedlich und eines zornig. Oft sind unter dem Griff Garuda oder Ganesha dargestellt. Die Klinge zieren zwei in sich verschlungene Schlangen (Nagaraja und Nagarani), was an einen Äskulap- oder Hermesstab erinnert.

Alle Energien, die unvereinbar und abgesondert erscheinen, sollen durch den Phurba vereint werden. So soll er dem Reisenden bei seiner Innenschau helfen und ihm eine Stütze sein. Es gibt aber auch andere Darstellungen, abhängig von den Vertretern der Ethnie, die ihn gefertigt haben.

Räuchern als Gewahrseinsritual

Die Menschen in Nepal, die schon von Kindheit an von einer spirituellen Tradition des Erforschens ihrer Innenwelten geprägt sind, haben eine einzigartige Meisterschaft entwickelt, um zu inneren Gewahrseinsraumebenen vorzudringen. Dabei nutzen sie eine Vielzahl an Versenkungs-, Trance- und Ekstasetechniken. Zudem können sie auf eine mannigfaltige Symbolwelt zugreifen, die von einer Vielfalt an Mythen und Riten gestützt wird. Als erfahrene Kenner der Flora und Fauna ist ihnen zudem die unterstützende Wirkung von Pflanzen, Hölzern, Harzen und Kräutern vertraut, die sie räuchern.

Räuchern ist für die Nepali mehr als das Verbrennen von Räuchermischungen. Als älteste Methode, sich mit den Göttern zu verbinden, ist Räuchern in Nepal an sich ein Ritual, ein feierliches Erlebnis, welches fixer Bestandteil aller Feste und Festlichkeiten ist. Auch bei anderen Gelegenheiten wird geräuchert, und dies ausgiebig. Wird bei uns sparsam mit Räucherstoffen umgegangen, so verwenden die Nepali großzügig verschiedenste Räuchermischungen, welche sie sich bei den Dhoop Whalas (kräuterkundige Heiler) besorgen. In Kathmandu bieten die Dhoop Whalas in kleinen Straßengeschäften ein reichhaltiges Sortiment an Räucherwaren an. Auf Wunsch stellen sie auch individuelle Räuchermischungen her.

Bei den Ritualen der kräuterheilkundigen Jhankris werden große Mengen an Räucherstoffen verbrannt, sodass der Rauch oft in dichten Schwaden über dem Pujaplatz steht. So wird garantiert, dass über den olfaktorischen Sinn die Reise in die nicht sichtbaren Welten gelingen wird, ist doch dichter Rauch das Transportmittel schlechthin.

Räuchern ist in Nepal auch eine Form von »Geben«. Durch Danshing habe ich kleine Gewahrseinsrituale kennengelernt, die er durchführt, bevor er Naturräume betritt. Aus seiner Sicht besteht das ganze Leben aus einem ständigen Austausch von Geben und Nehmen.

Neben einer Handvoll Reis oder Tabak hat der heilkundige Danshing immer auch Räuchermittel in einem kleinen Beutel bei sich. Bevor er nun einen Rhododendrenwald, um nur ein Beispiel zu nennen, betritt, setzt er sich im Schneidersitz auf den Boden, dann zündet er drei Räucherkerzen an. Die Augen schließend und seine Aufmerksamkeit nach innen richtend, spricht er ein Mantra und verstreut etwas Reis oder Tabak. Die Mudra der Ehrerbietung ausführend, hebt er die Hand mit den Räucherkerzen zur Brust und an die Stirn, dann verneigt er sich.

Geräuchert wird in Nepal auch, um Heilung zu finden. Die Räuchermischungen setzen sich aus natürlichen Pflanzenstoffen zusammen, die von Schamanen im Himalaya unter Einhaltung besonderer Kriterien gepflückt werden. Das Pflücken von Räucherstoffen findet im Einklang mit der Natur statt, wobei auch die Mondzyklen eine Rolle spielen. Nepali räuchern aber auch, um den Göttern zu opfern, um Heilung zu finden, um den »bösen Blick« oder »Schadenszauber« abzuwehren, um Dämonen milde zu stimmen oder zur Anrufung der Götter.

Beim therapiegestützten meditativen Bogenschießen wird Räuchern eingesetzt, um leichter zu inneren Gewahrseinsräumen vordringen zu können. Dabei verwende ich spezielle, nach bestimmten Kriterien gesammelte Räuchermischungen, die, in Reispapier eingerollt, in Nepal als Räucherkerzen verwendet werden.

Von der Jagdmagie zur Heilmagie

Die von den Kirati auch heute noch praktizierten »Jagdglück-Rituale« zeugen von einer Haltung, die einerseits dem zu erlegenden Tier Respekt erweist – welches göttlich ist und das man im Grunde nicht töten darf, ohne sich eines Frevels schuldig zu machen –, andererseits versucht man, die geistige Welt durch Opfer gnädig zu stimmen und Schutz von den Kräften der Natur zu erbitten.

Die Durchführung der Rituale, die eine Vielfalt an Formeln und Tabus mit einschließen und bei denen das Tier um Verzeihung gebeten wird, obliegt dem Schamanen. Er kennt Formen der Trance, in der Urzeit, Jenseits und Diesseits ineinander verschmelzen und wo eine Verbindung zwischen Himmel und Erde, zwischen Ahnen und Lebenden hergestellt wird.

In entlegenen Gebieten gehen nomadisierende Kirati noch immer mit Pfeil und Bogen auf die Jagd, was heutzutage jedoch eine Ausnahme darstellt. Grundsätzlich werden Pfeil und Bogen von den Ethnien Nepals als Ritual- und Heilgegenstände bei der Behandlung von Kranken verwendet. Mit den Pfeilen werden im Verlauf von Heilzeremonien krankmachende Energien aus dem Köper herausgezogen und mit dem Bogen weggeschossen. Auch hier spielt der Jhankri eine tragende Rolle. Er führt den zu heilenden Menschen wieder zurück in das Gefüge einer Ur-Ordnung (Mutter Natur).

Bei dem folgenden Heilritual nahm ich nicht nur die Rolle eines Beobachters ein, sondern ich wurde von Danshing Tamang angewiesen, bei dem Heilritual aktiv mitzuwirken. So hatte ich die Aufgabe, den Bogen zu spannen und ihm diesen, auf ein Zeichen hin, gemeinsam mit den Pfeilen zu reichen. Zudem wies er mich an – so wie er es mich gelehrt hatte –, um uns herum, von Osten her beginnend und alle vier Himmelsrichtungen mit einschließend, einen imaginären »Schutzzaun« zu bauen, welcher üblicherweise vor dem Beginn des eigentlichen Rituals errichtet wird.

Für das Heilritual hat Danshing einen Platz bei einem kleinen Wasserfall ausgewählt. Ein Mantra sprechend, zündet er Räucherkerzen an, dann steckt er einen mit Bändern geschmückten Trishul in den weichen Boden. Rundum positioniert er eine mit Reis gefüllte Messingschale sowie verschiedene Münzen. Mit einer bestimmten Schlagfolge die Trommel erweckend, beginnt er sich in Trance zu trommeln. Immer und immer wieder den gleichen Rhythmus schlagend, schafft er einen atmosphärischen Raum, der alle am Ritual Teilnehmenden in das Prozessgeschehen miteinbezieht.

Dann beginnt Danshing mit dem eigentlichen Heilritual, indem er sich trommelnd erhebt und um den vor ihm am Boden sitzenden Kranken herumtanzt. Immer ekstatischer werden seine Bewegungen, immer schneller werden die Trommelschläge, bis sie in einem Stakkato enden. Immer wieder die gleichen Ritualgesten ausführend, beginnt er nun, erst mit den Räucherkerzen, dann mit der Bhumba und schließlich mit dem Phurba in einem Abstand von etwa zehn Zentimetern über die Körperoberfläche des Kranken zu streichen.

Begleitet von Gesten der Ehrerbietung wendet sich Danshing nach ungefähr dreißig bis vierzig Minuten dem Wasserfall zu, er hält den gespannten Bogen und drei Pfeile mehrmals in den Sprühregen des Wasserfalls. Ein Mantra intonierend, wird sein Sprechen zu einem beschwörenden Sprachgesang, als er sich wieder dem vor ihm Sitzenden zuwendet.

Langsam, sich in konzentrischen Kreisen um den sitzenden Mann bewegend – es schaut für mich so aus, als ob sich Danshing an ihn heranpirschen würde –, schwillt seine Stimme immer mehr an. Sein Sprachgesang wird immer eindringlicher, seine Schritte schneller, und plötzlich – ohne dass es erkennbare Anzeichen gab, total überraschend für mich – führt er einen Bambuspfeil an seine Lippen. Nachdem er den Pfeil wie ein Saugrohr an einer Stelle des Körpers des Kranken angesetzt hat und ich das laut vernehmbare Geräusch des Ansaugens wahrnehme, tritt Danshing vom Kranken weg. Mit einer fließenden Bewegung nockt er den Pfeil in die Sehne des Bogens ein, und einen lauten Schrei ausstoßend schießt er den Pfeil in einem hohen Bogen davon.

Dankesworte aussprechend, wendet sich Danshing zum Abschluss des Rituals dem Wasserfall zu, verneigt sich vor ihm, nimmt eine Handvoll Reis und verstreut ihn in alle Himmels-

richtungen. Dann tritt er an jeden von uns heran, verbeugt sich und malt allen Anwesenden mit seinem in rote Farbe getauchten Daumen einen roten Tika auf die Stirn. Schlussendlich fordert er uns auf, aus der bereitgestellten Reisschale eine Handvoll Reiskörner herauszunehmen und sie in das Wasser des Wasserfalls zu streuen.

Zu den Höhepunkten meiner Nepalreisen zählen vor allem meine Begegnungen mit den Menschen. Über all die Jahre erfuhr ich eine große Offenheit, eine tiefe Freundlichkeit und eine natürliche Herzlichkeit. Obwohl die Menschen in Nepal meist nur das Notwendigste zum Leben besitzen, wurde ich stets gastfreundlich aufgenommen und bewirtet. Dies änderte sich auch nicht, als ich 2015 das starke Erdbeben in Nepal miterlebte, bei dem zwanzigtausend Menschen ums Leben kamen. Trotz all der Not und Unsicherheit wurde mir eine Fürsorglichkeit entgegengebracht, wie ich sie nicht erwartet hatte, obwohl die Menschen sowohl um ihr eigenes wie auch um das Leben ihrer Nächsten bangten.

So beschaulich die Lebensweise in den kleinen Dorfgemeinschaften auf einen Besucher auch wirken mag, ist sie für die Bewohner doch ein ständiger Kampf ums Überleben.

Sie bewirtschaften ihre kleinen Felder noch immer händisch mit den einfachsten Werkzeugen, sammeln Waldfrüchte und Beeren, Kräuter und Pilze und ernten Honig von wilden Bienen. Für sie ist alles in der Natur auf mannigfaltige Art und Weise in den großen Zyklus des Lebens eingebunden. Jede noch so kleine Erscheinung in der Natur hat eine Bedeutung.

Die Natur lehrt die Menschen jeden Tag, sich respektvoll in diesen Zyklus des Werdens und Vergehens einzufügen.

Innengewahrseinsräume erschließen

Innengewahrseinsräume sind Orte der Begegnung mit sich selbst. Sie sind Orte der Ruhe und Stille, der Inspiration, Kreation und Kraft. Einmal als solche gespeichert, werden sie zu Ressourcenplätzen.

Um die Ressourcen auch »beheben« zu können, bedarf es zunächst der Kultivierung eines Bewusstseins, welches auf einer nicht wertenden, akzeptierenden und neugierigen Haltung sich selbst gegenüber gründet. Zunächst ist es aber vorrangig, den inneren Kritiker abzustellen und, im Gegensatz zu diesem, einen liebevollen, nährenden und fürsorglichen Beobachter in uns zu etablieren, der uns hilft, mit einer anderen Sicht auf uns selbst zu schauen und uns wahrzunehmen.

Schritt für Schritt zur Innentiefung

Übungen wie die folgende können schrittweise in einen Zustand der Innentiefung führen:

Setz dich bequem hin, und wenn dir danach ist, schließe deine Augen. Nach innen blickend, stelle dir einen Weg vor, der nach unten führt. Beginne in deiner Vorstellung, den Weg hinab zu gehen, Schritt für Schritt. Mit dem letzten Schritt betrittst du ein kleines Plateau, von dem einige Türen wegführen. Hinter jeder der Türen befinden sich Räume, Orte deiner Kraft. Deine Aufgabe ist nun, die Räume zu erforschen. Betritt einen Raum nach dem anderen. Lass dir Zeit, um dich im jeweiligen Raum umzusehen, schau genau hin, von wo das Licht in den Raum strömt und wie warm das Licht ist. Nimm die Lichtreflexionen wahr und schau, welche Farben der Raum hat. Achte darauf, wie der Raum ausgestattet ist. Spür genau hin und nimm wahr, welche Atmosphäre der jeweilige Raum ausstrahlt.

Die Übung der Gewahrseinsraumschaffung hilft uns, in einen akzeptierenden, gelassenen und entspannten Zustand zu kommen. Meist geht das damit einher, dass sich auch unsere Atmung vertieft und wir mehr Atemraum bekommen. Die vertiefte Atmung hilft zudem, den inneren Kritiker in uns abzustellen und eine liebevolle Haltung einzunehmen.

Vieles, was die Gestaltung der Gewahrseinsräume bunt und vielfältig macht, ist abhängig vom »Architekten«. Es ist ihm, seiner Kunstfertigkeit und seiner Inspiration überlassen, aus wieviel Räumen und Ebenen seine »Innengewahrseinswohnung«besteht.

Trommeln

Im Gegensatz zur Tradition der Ethnien Nepals, wo Trommeln eine elementare Bedeutung im Leben der Menschen hat, braucht der westliche Mensch in der Regel etwas Zeit, um sich auf diese rituelle Form des Trommelns einzustellen. Allzu oft sind wir »Westler« zu sehr in der Alltagswelt gefangen, als dass wir sogleich in tiefere Ebenen unseres Bewusstseins eintauchen könnten.

Innenerfahrungserlebnisse brauchen Zeit und stellen sich nur langsam ein. Nicht selten wird der Trommelneuling mit ganz simplen profanen Vermeidungsstrategien und Hürden konfrontiert. Körperliche Symptome, wie beispielsweise Müdigkeit und Schmerzen, aber auch jegliche Art von rationalen Konstruktionen, wie Langeweile oder Sinnlosigkeit, können während des Trommelrituals auftreten. Bleibt man aber im Prozess, wird man zunehmend mit Zuständen der Ruhe und Gelassenheit belohnt.

Trance-Erfahrungen durch Trommeln

Trance ist der Zeitraum, in dem Menschen ihre gewohnten Gleise verlassen und neue Möglichkeiten erleben, ihre Probleme zu lösen.
(Milton Erickson)

Unter Trance (lat. »transire« – hinübergehen) versteht man einen veränderten Bewusstseinszustand, der entweder durch eine erhöhte Aufmerksamkeit oder durch eine herabgesetzte Wachheit gekennzeichnet ist.

Zum leichteren Verständnis: Etwas »wie in Trance« zu tun beschreibt einen Zustand, den man bei alltäglichen Tätigkeiten erleben kann. Solche Tätigkeiten und Aufgaben haben eines gemeinsam, und das ist es, was eine Trance definiert – es passiert dann, wenn wir unseren Fokus auf eine Tätigkeit, einen Gegenstand, ein Gefühl, eine Farbe oder sonst etwas richten. Durch diese Fokussierung bekommen andere Dinge um uns herum eine geringere Wertigkeit, weil wir unsere Aufmerksamkeit eben auf etwas ganz Spezielles lenken. Sobald dies geschieht, sind wir in Trance.

Ich selbst habe die Trommel als ein Instrument von unschätzbarem Wert erfahren. Als akustisch-motorische Nabelschnur gab sie mir bei jeglicher Art von Trance-Erfahrung während der »Reisen«, die ich mit meinen nepalesischen Schamanenfreunden machte, Halt und Sicherheit. Auch half sie mir, einen Zugang zu unbewussten Bereichen meiner Psyche zu erschließen.

- Das Ziel von Trance-Erfahrungen ist es, Körper, Geist und Seele in einen Zustand von Ausgeglichenheit zu führen.
- In Trance zu gehen und wieder aus ihr herauszukommen, ist ein vollkommen freiwilliger Vorgang, bei dem der eigene Wille, etwas zu tun oder nicht zu tun, in keiner Weise eingeschränkt ist.

- Trance-Erfahrungen sind immer geprägt von einer Authentizität, weil das eigene Erleben im Vordergrund steht.

- Trance-Prozesse bieten den Rahmen zur Entfaltung natürlicher Potenziale des Menschen, wie zum Beispiel Vitalität, Kreativität und Intuition.

- Ein weiterer Effekt der Trance ist, dass unser innerer Dialog zum Erliegen kommt und kurzfristig eingeschränkt beziehungsweise ganz ausgeschaltet wird. Dadurch eröffnet sich ein Weg zur Mitte.

Die einfach zu schlagenden Trommelrhythmen, die seit jeher von nepalesischen Ethnien zur Heilung eingesetzt wurden, helfen uns relativ schnell, in einen Zustand der Trance zu kommen. Ein Zustand, der zumeist geprägt ist durch eine erhöhte Aufnahmebereitschaft und eine verstärkte Sinneserfahrung.

Auf der Reisstrohmatte sitzend, in der einen Hand die Dhangro haltend, in der anderen die Gaja, beginne ich den Rhythmus zu schlagen, den Danshing vorgibt. Ich halte mich an die Geschwindigkeit seiner Schläge, folge ihm, wenn er schneller wird und verringere die Anzahl der Schläge, wenn er es tut. Ist es anfänglich noch schwierig, mit ihm den Rhythmus zu halten, so wird es immer leichter, je länger die Trommelsession dauert. Nach geraumer Zeit schließe ich meine Augen und richte meine Aufmerksamkeit nach innen. Zunächst ist da nur Schwärze, und dann, je tiefer ich in die Räume meiner Innenwelt vordringe, werden Bilder wahrnehmbar. Zuerst nur zart angedeutet und blass, gewinnen sie immer mehr an Dichtheit und Intensität. Es formen sich Bilder – vielfältig, fantasiereich und bunt, in ihrer Komplexität beeindruckend.

Unter der Anleitung von Danshing begann ich nach einiger Zeit der intensiven Innenauseinandersetzung, Gewahrseinsräume in mir anzulegen und diese mit Erfahrungen und Erlebnissen der realen Welt zu verknüpfen. Er erklärte mir, dass es am einfachsten sei, dafür Erlebnisse heranzuziehen, die in Naturräumen gemacht werden.

In der Folge führte er mich zu Plätzen, wie jenen alten Kultplatz hinter Karthali, wo ich, mit geschlossenen Augen sitzend, eine Nacht mit mir im Zwiegespräch verbrachte. Es sind Plätze in den Bergen des Himals, wo ich das Nährende, die Güte und Mütterlichkeit von »Mother Dschangali« sowie das Kraftvolle, das Schöpferische und das Fürsorglich-Väterliche von »Father Shikari« wahrgenommen habe. Es sind dies zwei alte Prinzipien, die in den Gewahrseinskulturen Nepals, Tibets und Bhutans zu finden sind. Zu den Orten zählt auch der Platz hoch über Danshings Dorf, wo die Ahnen bestattet sind und wo sich nach einem über vierzehn Stunden andauernden Ritual mein Blick auf die Welt verändert hat.

Beim therapeutisch meditativen Bogenschießen wechsle ich von den Außengewahrseinsräumen zu den Innengewahrseinräumen und umgekehrt.

Alle Sinne auf meine Umgebung richtend, nehme ich die Stille des Waldes in mir auf. Ganz bewusst nehme ich das Gezwitscher der Vögel wahr, mitunter höre ich einen Specht, abhängig von den Jahreszeiten das Summen der Bienen und das Zirpen der Grillen. Wenn ich dann noch das Knacken der Äste und das Rascheln des Laubes mit einbeziehe, komme ich zu dem Schluss, dass Stille ziemlich laut sein kann. Ich stehe unter einem Blätterdach und höre in die »laute Stille« des Waldes hinein.

Wenn Hindernisse auftreten,
so ist dies nicht das Unendliche.
Wenn es sich zählen lässt,
so handelt es sich nicht um die Sterne.
Wenn es schwankt und sich bewegt,
so ist das nicht der Berg.
Wenn es zunimmt und abnimmt,
so ist das nicht der Ozean.
Wenn es über Brücken geht,
so ist das nicht der Fluss.
Wenn es sich greifen lässt,
so ist das nicht der Regenbogen.
Hier habt ihr die Parabeln der sechs
äußeren Sinneswahrnehmungen.

(Milarepa)

Offenes Fragen, Suchen und Probieren

So wie das Üben von Gelassenheit nie enden wird, so wird offenes Fragen und Suchen etwas sein, das uns bis zum Lebensende begleitet. Und das ist gut so, denn würden wir aufhören zu fragen, dann würde es zu Stagnation und zu Stillstand kommen, und wir würden schon zu Lebzeiten Begrabene sein.

Es ist nun einmal so, dass ein Dasein in dieser Welt auch immer mit einer Entwicklungsbereitschaft verbunden sein sollte. Würde dies außer Acht gelassen werden, dann wären natürliche Wachstumsprozesse und innere Entfaltungsmöglichkeiten ausgeschlossen.

Die Haltung des offenen Fragens und Suchens beinhaltet aber auch die Möglichkeit eines Verantwortlichseins zum Wohle der Gesamtentwicklung. Dies wird in den östlichen Religionen als Dharma bezeichnet. Es ist die bewusste, liebevolle, achtsame und vor allem gewahrsame Übernahme von Verantwortung gegenüber Personen, Vorgängen und Situationen (vgl. Walch, S. 274).

Heraustreten aus dem Alltag zu einer Begegnung mit sich selbst,
sich hinstellen und mit Pfeil und Bogen ausrichten,
ruhig in Geist und Körper werden,
sich selbst annehmen, wie man ist,
still und weit werden, statisch
und dynamisch zugleich.
Die Mitte bin ich.
ICH BIN.

VIII Glossar

Asanas	Körperertüchtigungsübungen im Yoga
Axis mundis	Weltachse
Bhumba	Ritualgefäß
Bhutan	Königreich in Südostasien
Billets	Fachbegriff aus dem Bogenbau / ein halber Stave (Rohling)
Dantian	Leibesmitte
Dashain	Längstes und größtes Hindu-Fest in Nepal, das in die Erntezeit fällt und bei dem symbolisch der Sieg der Gerechtigkeit über das Böse gefeiert wird
Dhangro	Ritualtrommel; das wichtigste Ritualgerät der nepalesischen Schamanen
Dharma	Religiöse oder spirituelle Lehre; grundsätzlich beinhaltet der Begriff »Dharma« unterschiedliche Aspekte, einerseits die kosmische, andererseits die menschliche Ordnung, wobei beide ineinander übergehen
Dhoop Whala	Kräuterkundiger Heiler
Father Shikari	Nährender Teil des Jägers, spielt eine wichtige Rolle in der Mythologie der Kirati
Gaja	Trommelschlägel
Galeli Dhanu	Bogen
Ganesha	Sohn von Shiva und Parvati
Garuda	Symboltier einer der vier Himmelsrichtungen
Gauri-Shankar-Gebiet	Grenzgebiet zu Tibet
Gurung	Nepalesisches Volk tibetischer Abstammung
Holi	Fest der Farben, das in Indien und Nepal gefeiert wird und bei dem alle Kastenschranken fallen
Jhankri	Schamane, Heilkundiger
Jing	Lebenselexier

Karma	Gesamtheit der Handlungen und der Verhaltensweisen eines Menschen während aufeinanderfolgender Inkarnationen, die in einem kausalen Zusammenhang mit seinem Schicksal stehen
Kathmandu	Hauptstadt von Nepal
Khukuri	Gekrümmtes, nepalesisches Messer
Kirati	Ein aus Burma (das heutige Myanmar) stammendes Volk
Leib (leiblich)	Einheit von Körper, Seele und Geist
Mithu	Nepali-Wort für Blutsbruder
Mother Dschangali	Mutter Natur
Mudras	Traditionelle Hand- und Fingerhaltungen
Mundhum	Der von Generation zu Generation überlieferte Weg eines Schamanen
Newari	Volk in Nepal
Phurba	Geschnitztes Ritualwerkzeug, das mit Darstellungen des mythologischen Kosmos verziert ist
Pujaplatz	Ritualplatz
Qi	Ein zentraler Begriff des Taoismus, der mit Energie, Atem, Hauch oder Äther übersetzt werden kann
Qiang Shen Fa	Nieren-Qi-stärkendes Gehen
Release	Nach dem Lösen des Pfeiles werden die Finger der Zughand entspannt und die Zughand bewegt sich langsam in Höhe des Pfeilfluges nach hinten
Rudra	Andere Bezeichnung für Shiva
Shakti	Steht im Hinduismus für die weibliche Urkraft des Universums; als aktive Energieform ist sie in unzähligen Göttinnen manifestiert
Shiva	Der Gütige – er gehört in der altindischen Mythologie zur göttlichen Dreiheit
Tadasana	Ausgangsposition vieler Asanas oder die Kunst des Stehens
Tamang	Tibetomongolisches Volk
Tao	Chinesischer Begriff für Weg
Tika	Segenszeichen
TMB	Therapiegestütztes meditatives Bogenschießen
Trishul	Zeichen und Symbol Shivas
Yin und Yang	Begriffe des Taoismus, Symbolik für Verbindendes und Gegensätzliches zugleich
Zafu	Sitzpolster zur Meditation

IX Literaturverzeichnis

Chang, Chung-yuan: Tao und Schöpferkraft. Köln, Weltbild: 1985. S. 122.

Ernst, Heiko: Psychologie Heute: Konzentration. Beltz, Weinheim: Februar 2014. S. 23.

Glogowski, Dieter; Haag Allbrecht. Buddhistische Ansichten. München, Bruckmann: 2002. S. 94.

Joslyn, Marc: Zen und Gestalttherapie. Claremont, Zeitschrift für Integrative Therapie, Heft 3/4: 1977. S. 204.

Junkmanns, Jürgen: Pfeil und Bogen. Ludwigshafen, Hörnig: 2013. S. 62.

Parsons, Talcott: Sociological theory and modern society. New York, Free Press: 1967. S. 192-219.

Petzold, Hilarion; Hörnberg Ralf: Psychologische Medizin. Hückeswagen, Petzold + Sieper: 2014, S. 40.

Perls, Frederick S.; Hefferline, Ralph F.; Goodman, Paul: Gestalttherapie. Stuttgart, Klett-Cotta: 1993. S. 35.

Petzold, Hilarion; Sieper, Johanna (Hg.). Integration und Kreation. Paderborn, Junfermann: 1993. S. 94.

Ramin, Gabriele; Hartmann-Kottek, Lotte (Hg.): Gestalttherapie – Faszination und Wirksamkeit. Gießen, Psychosozial-Verlag: 2014. S. 203.

Richter Kurt F.: Erzählweisen des Körpers. Seelze-Velber, Kallmeyer: 2003. S. 8.

Stevens, John O.: Die Kunst der Wahrnehmung. Gütersloh, Chr. Kaiser/Gütersloher Verlagshaus: 1975. S. 15-16.

Walch, Sylvester: Dimensionen der menschlichen Seele. Düsseldorf / Zürich, Walter: 2002. S. 249.

Wenzel, Gerhard: Qigong. Bad Sauerbrunn, Edition Tau: 1995. S. 335.

Zinker, Joseph: Gestalttherapie als kreativer Prozess. Paderborn, Junfermann: 1993. S. 8 .

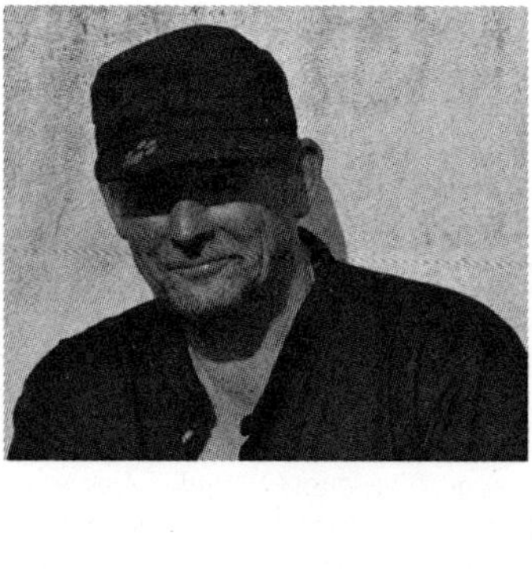

Foto: Anita Jerabek

Dr. Heinz P. Binder entwickelte das Ausbildungskonzept des therapiegestützten meditativen Bogenschießens, welches Elemente aus Europa und Asien auf neue Weise miteinander verbindet. Seit Jahren intensive Auseinandersetzung mit unterschiedlichen Bogentraditionen – unter anderem lernte er bei den Kirati, Bögen aus Bambus und bei Felix Jestl, Bögen aus Robinie und Osage-Orange zu bauen. Er ist Vorstandsmitglied des BSC Eggersdorf und leidenschaftlicher Selfbow- und Reiterbogenschütze, Psychotherapeut (Integrative Gestalttherapie), Gesundheitswissenschafter, Philosoph, Dipl. Lebens- und Sozialberater sowie Mitbegründer und Ausbildner der Steirischen Gesellschaft für Lebens- und Sozialberatung.

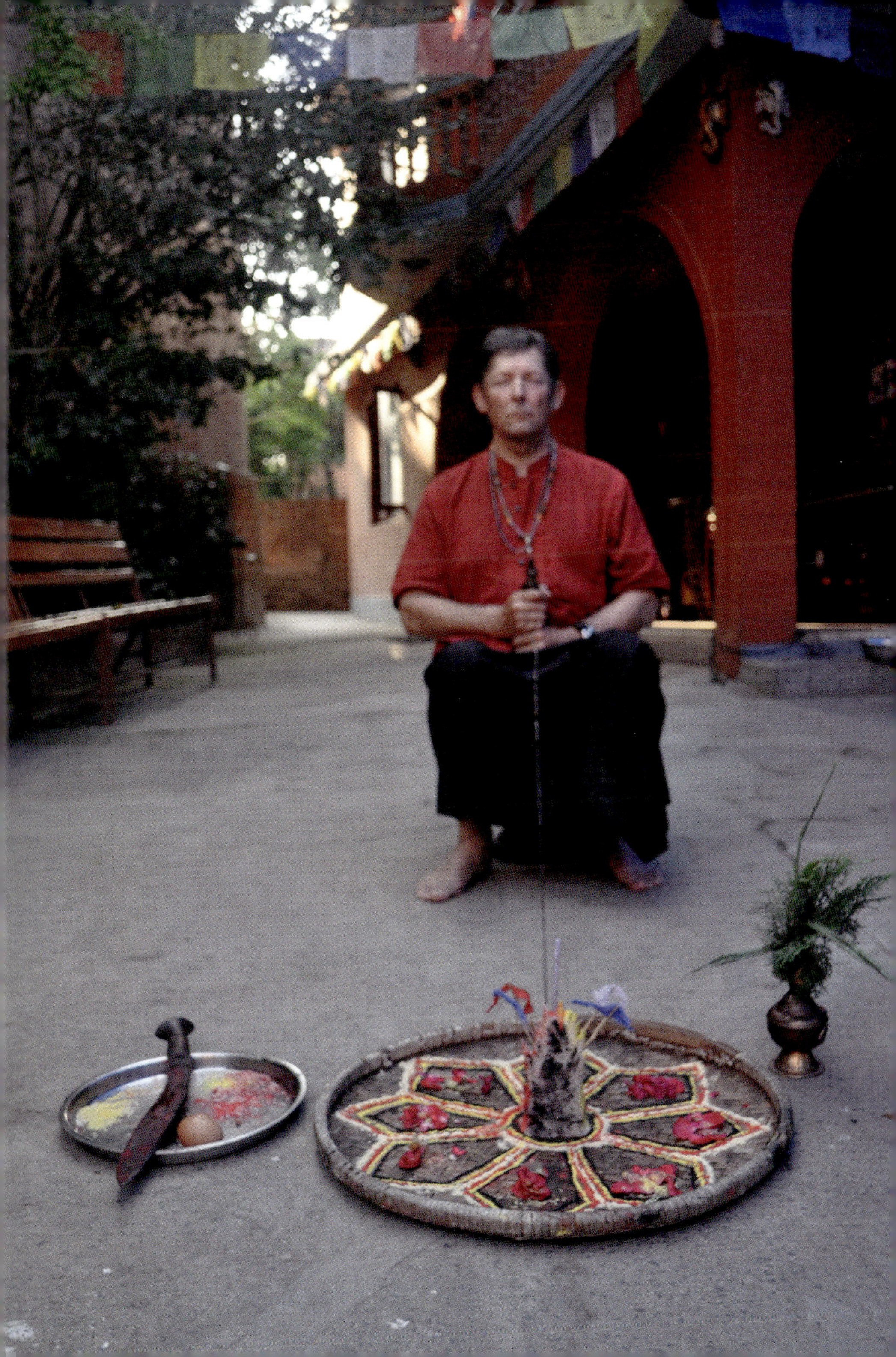

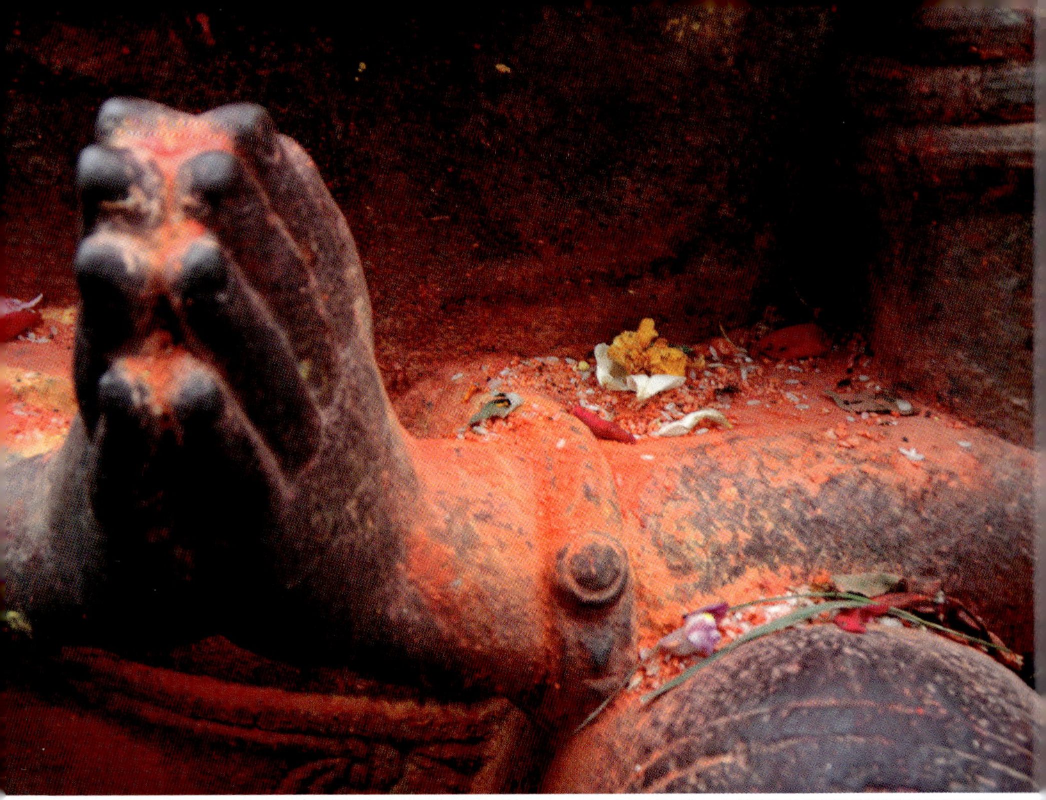

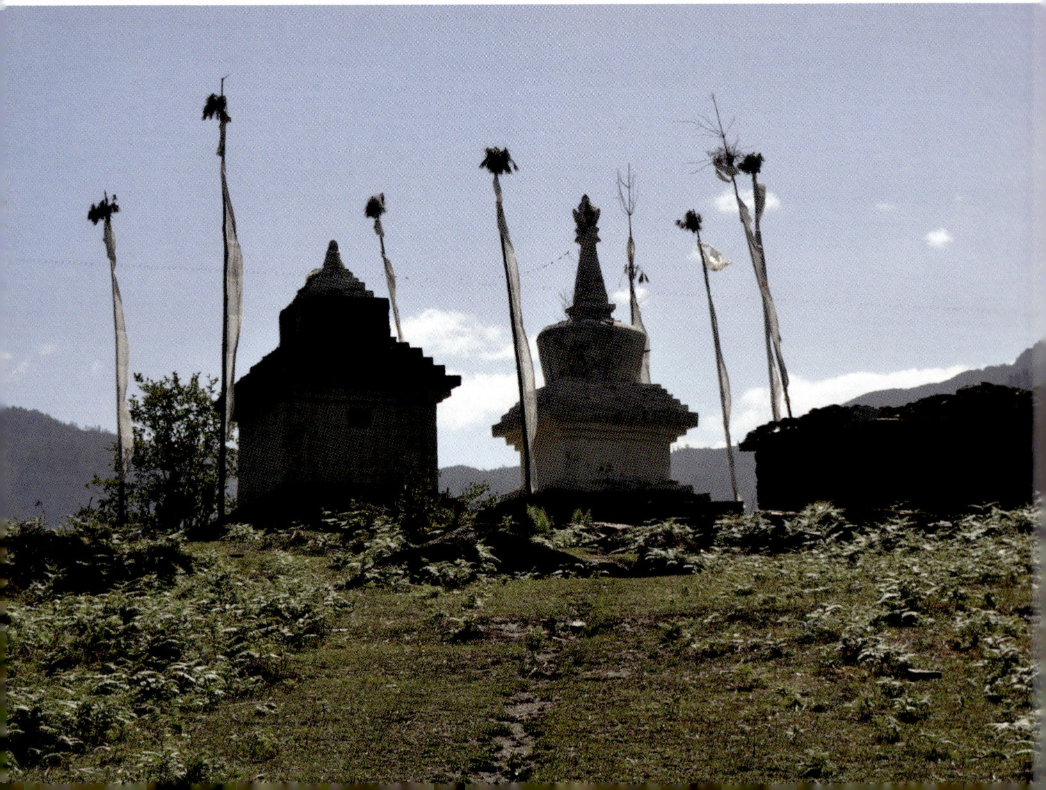

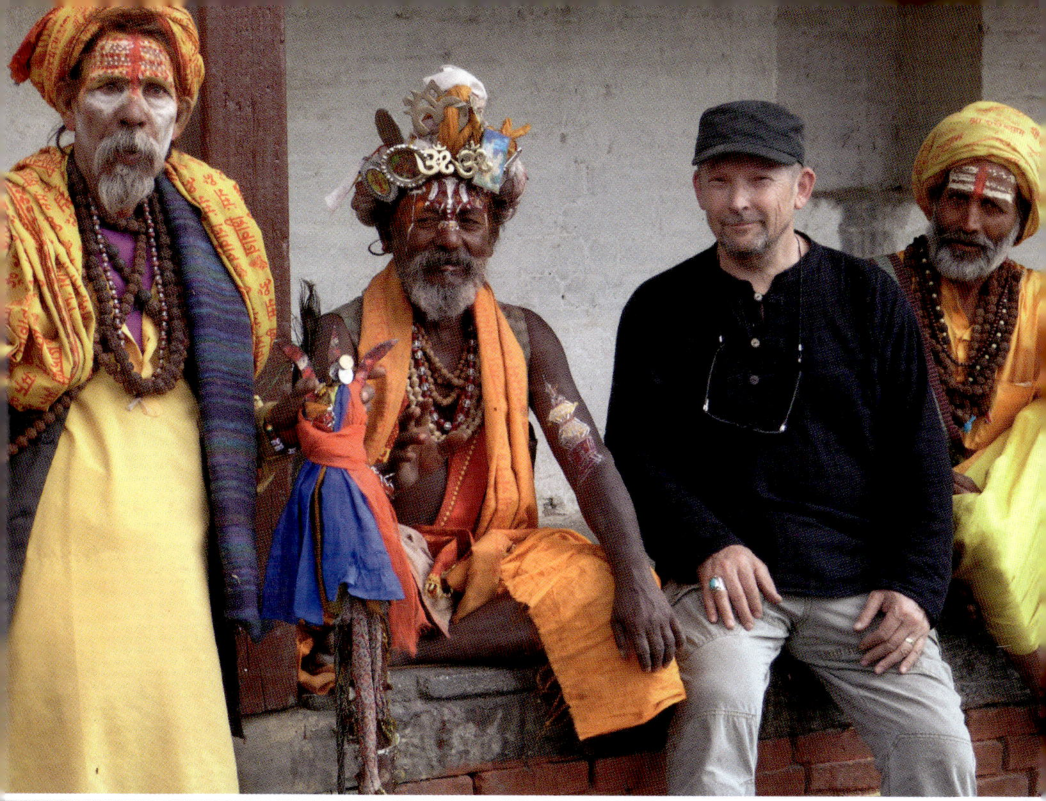
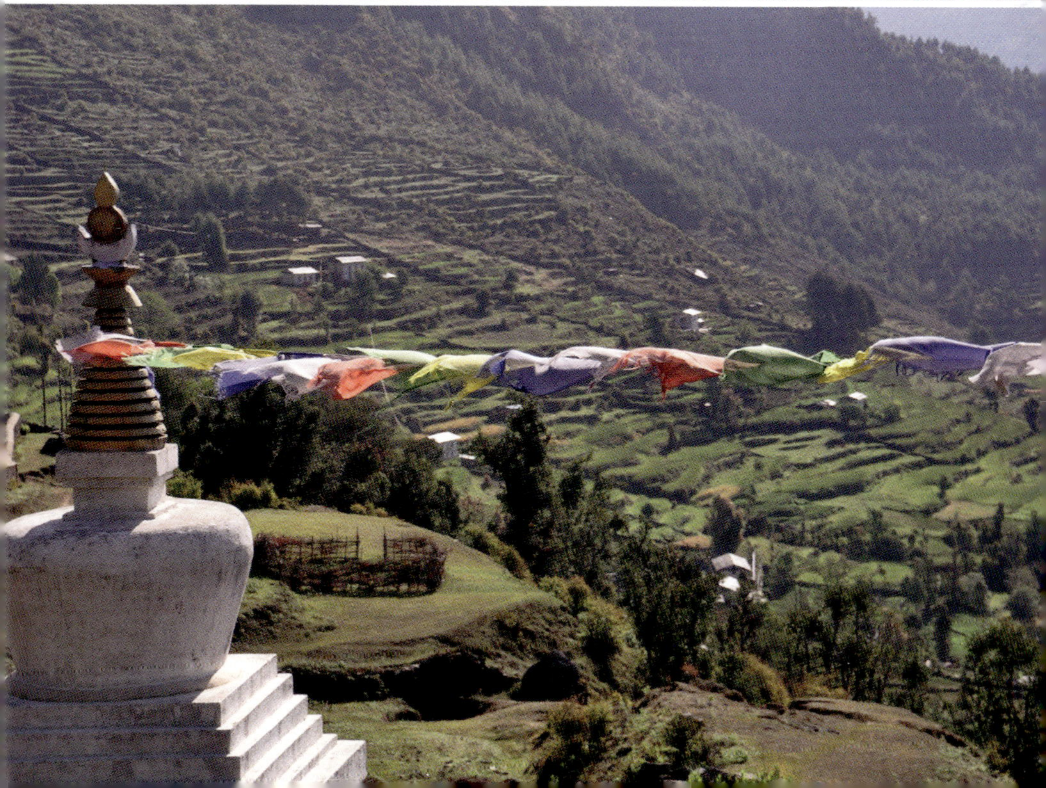

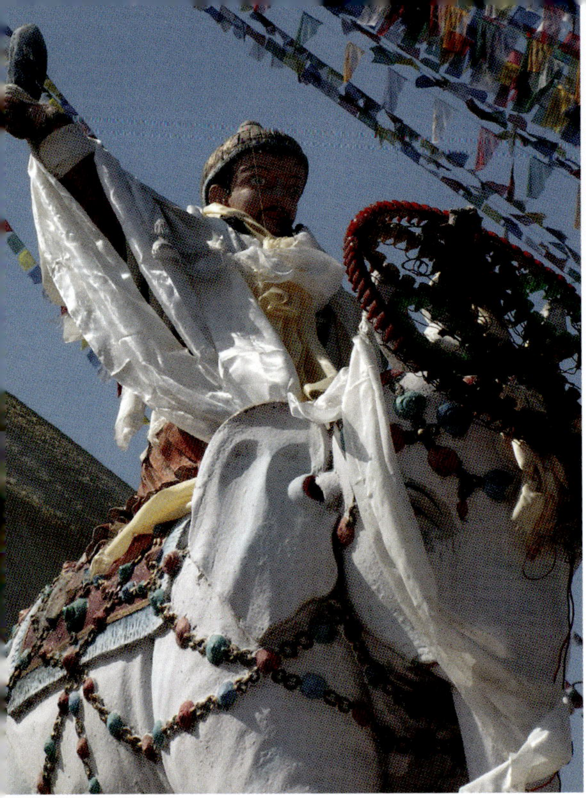

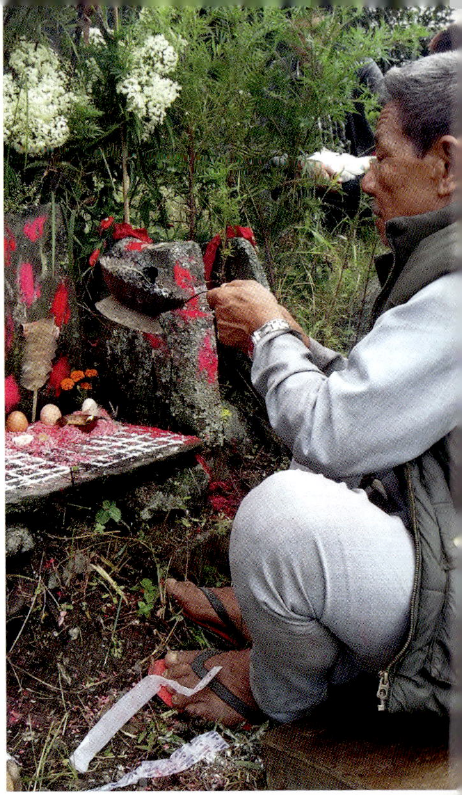

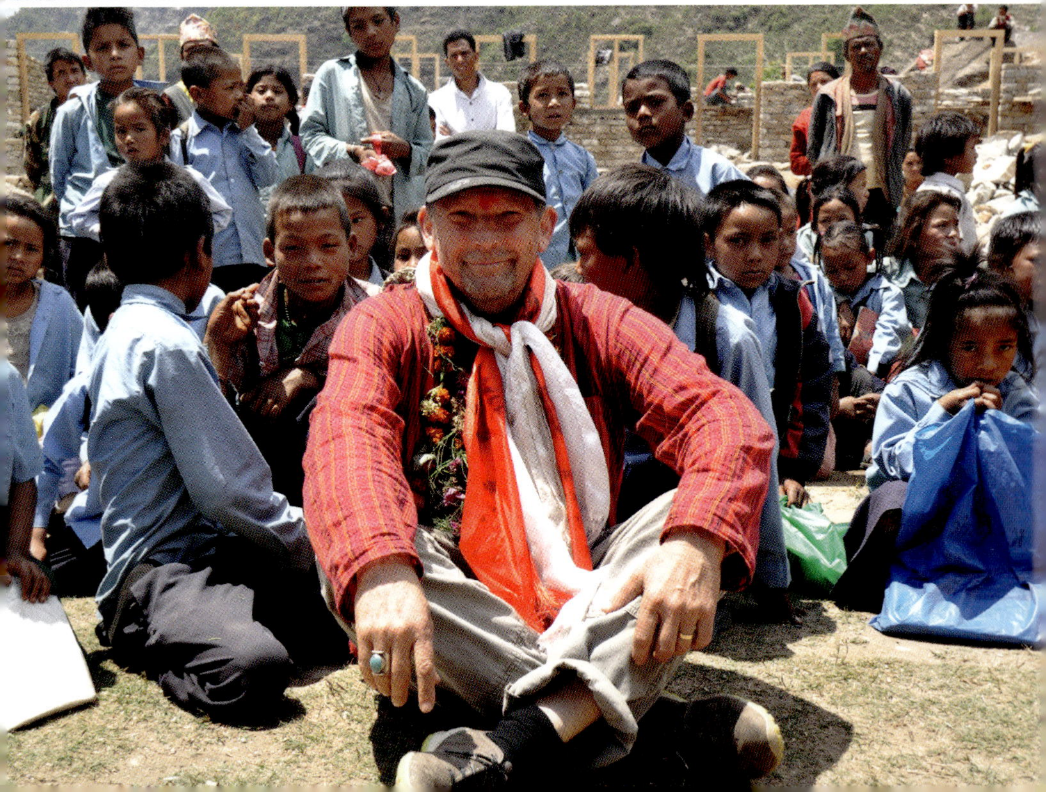

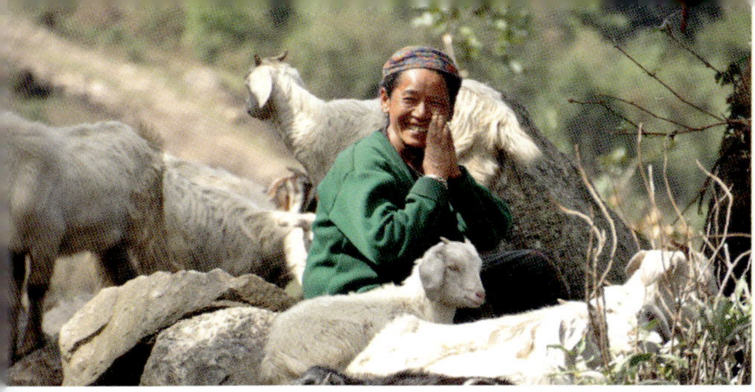
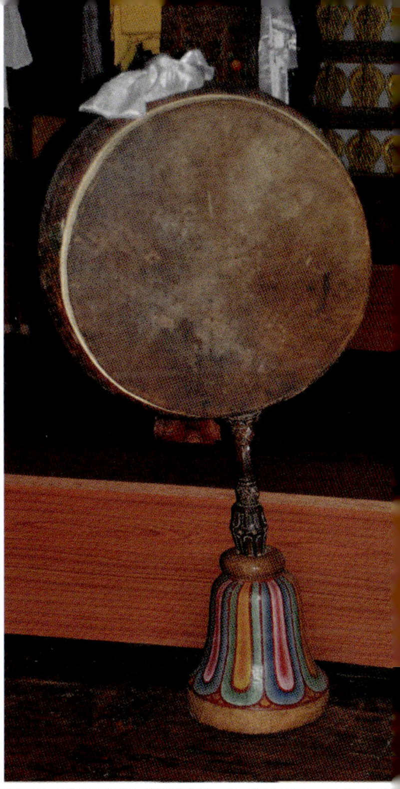
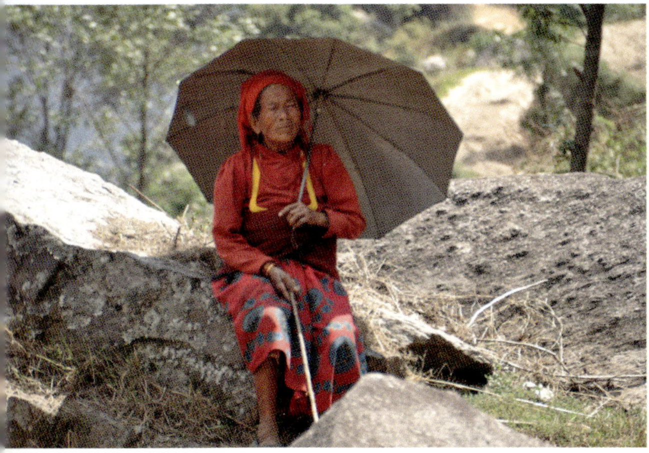
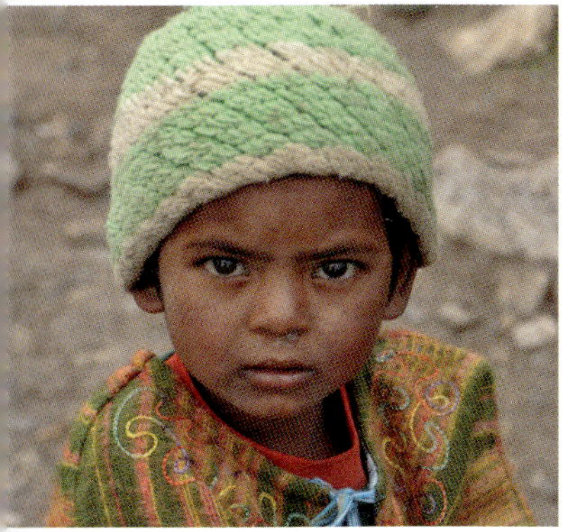
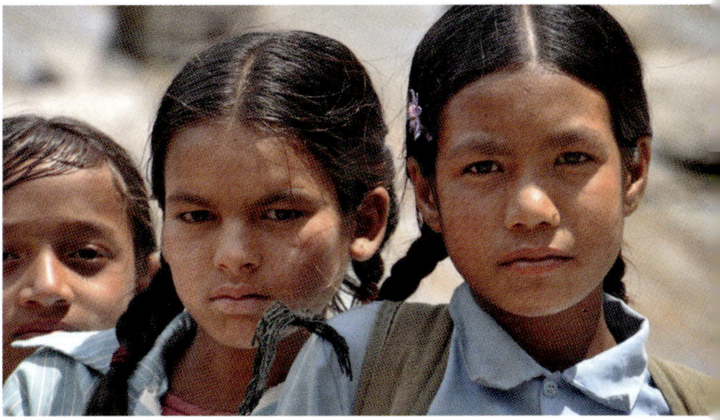
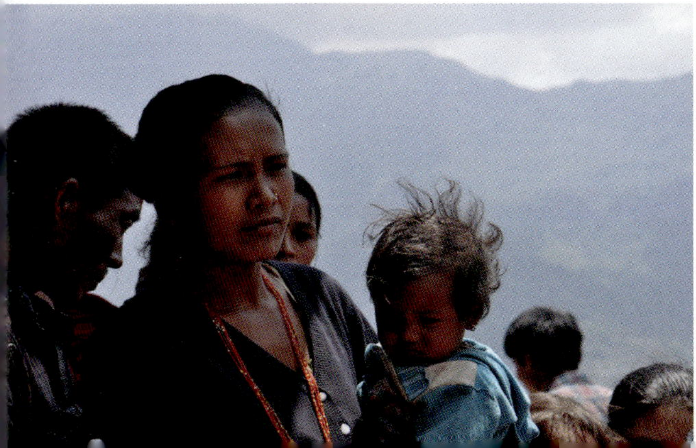
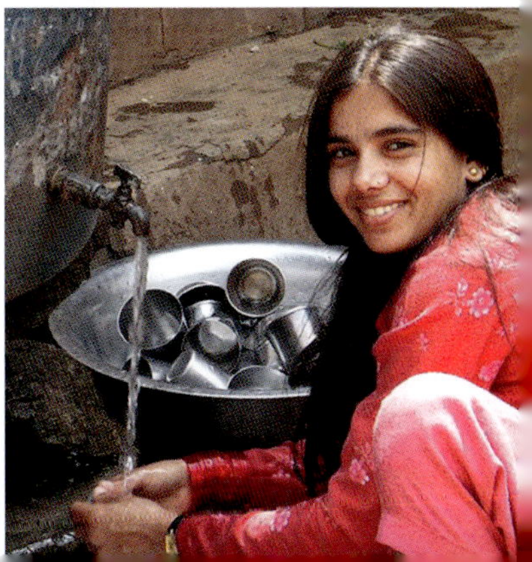

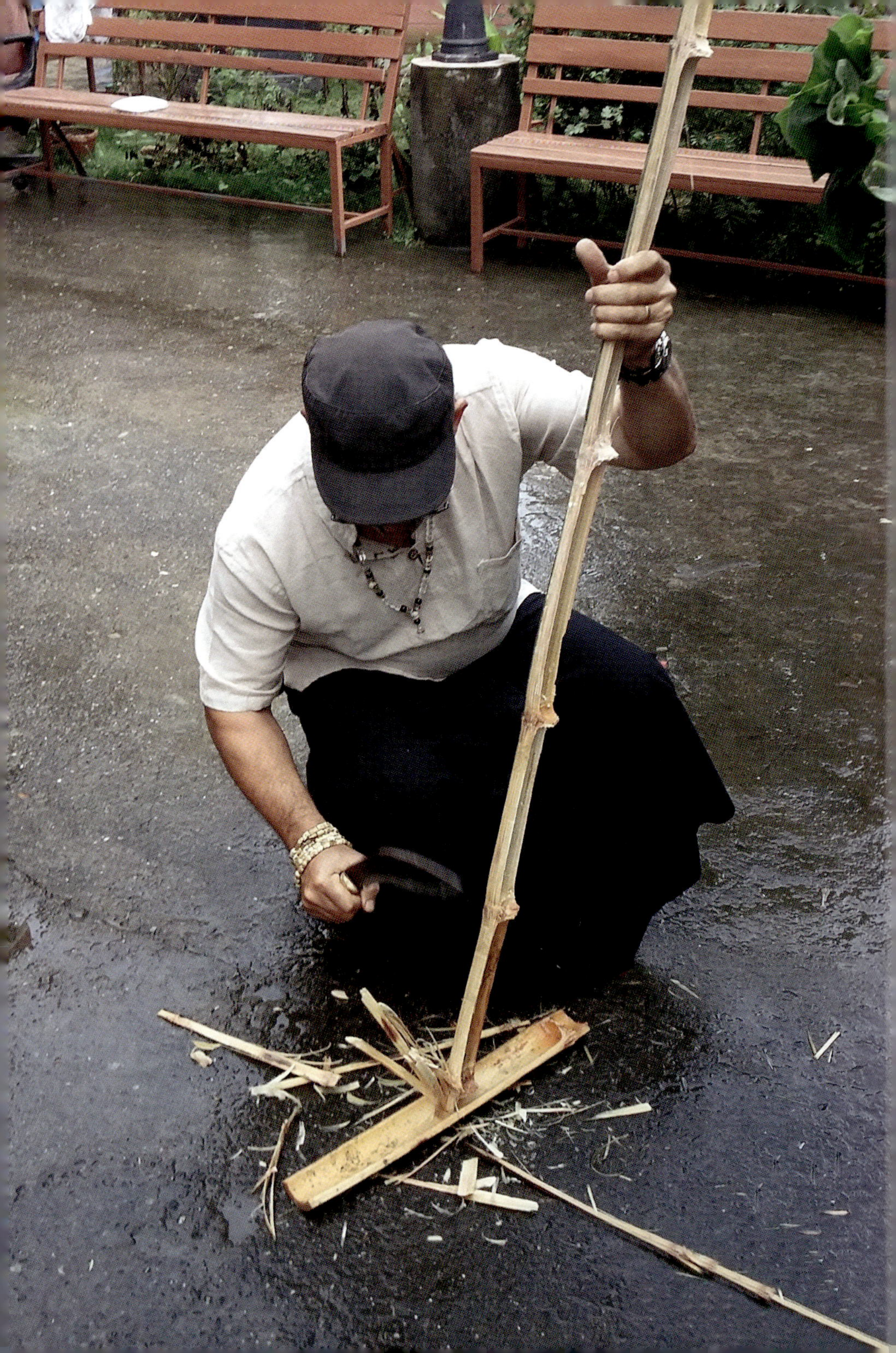

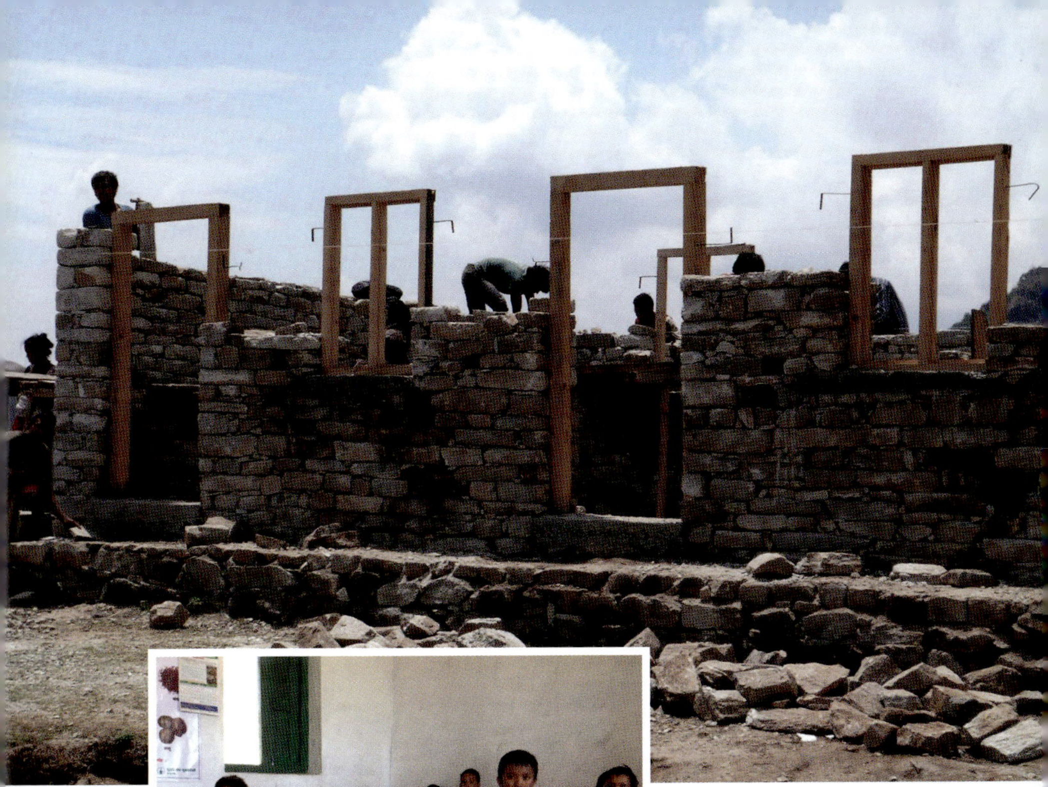
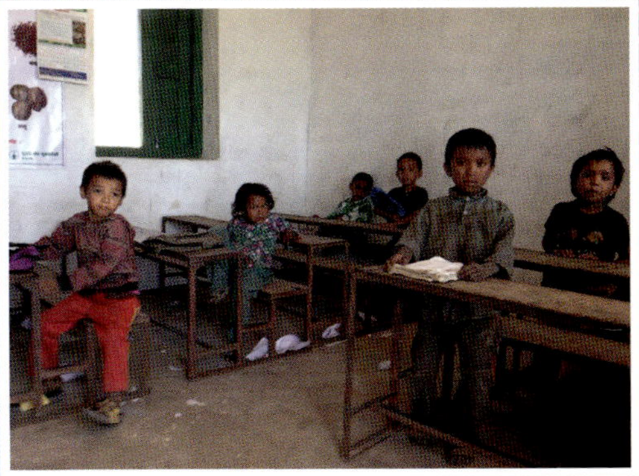
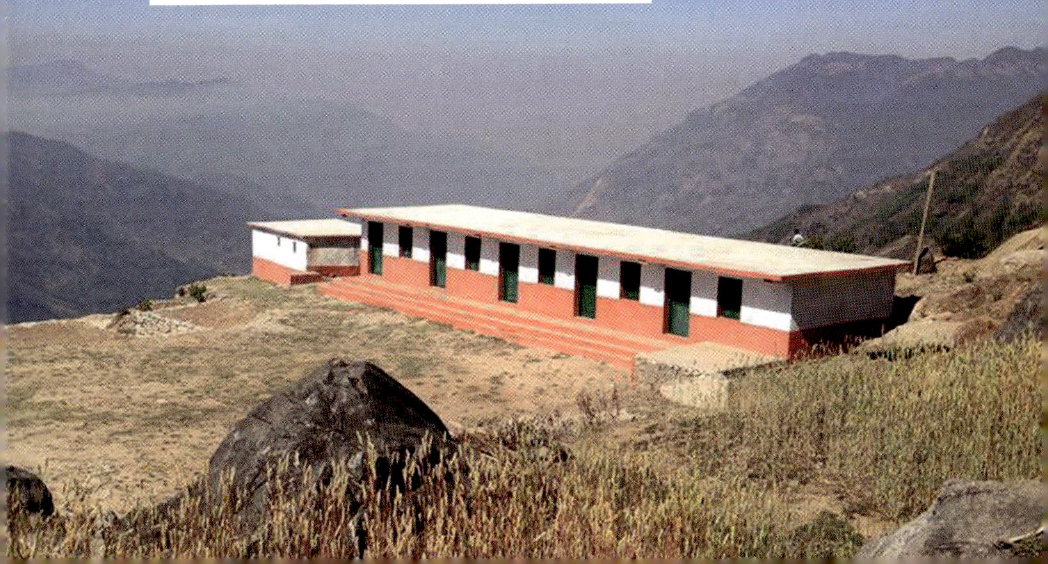

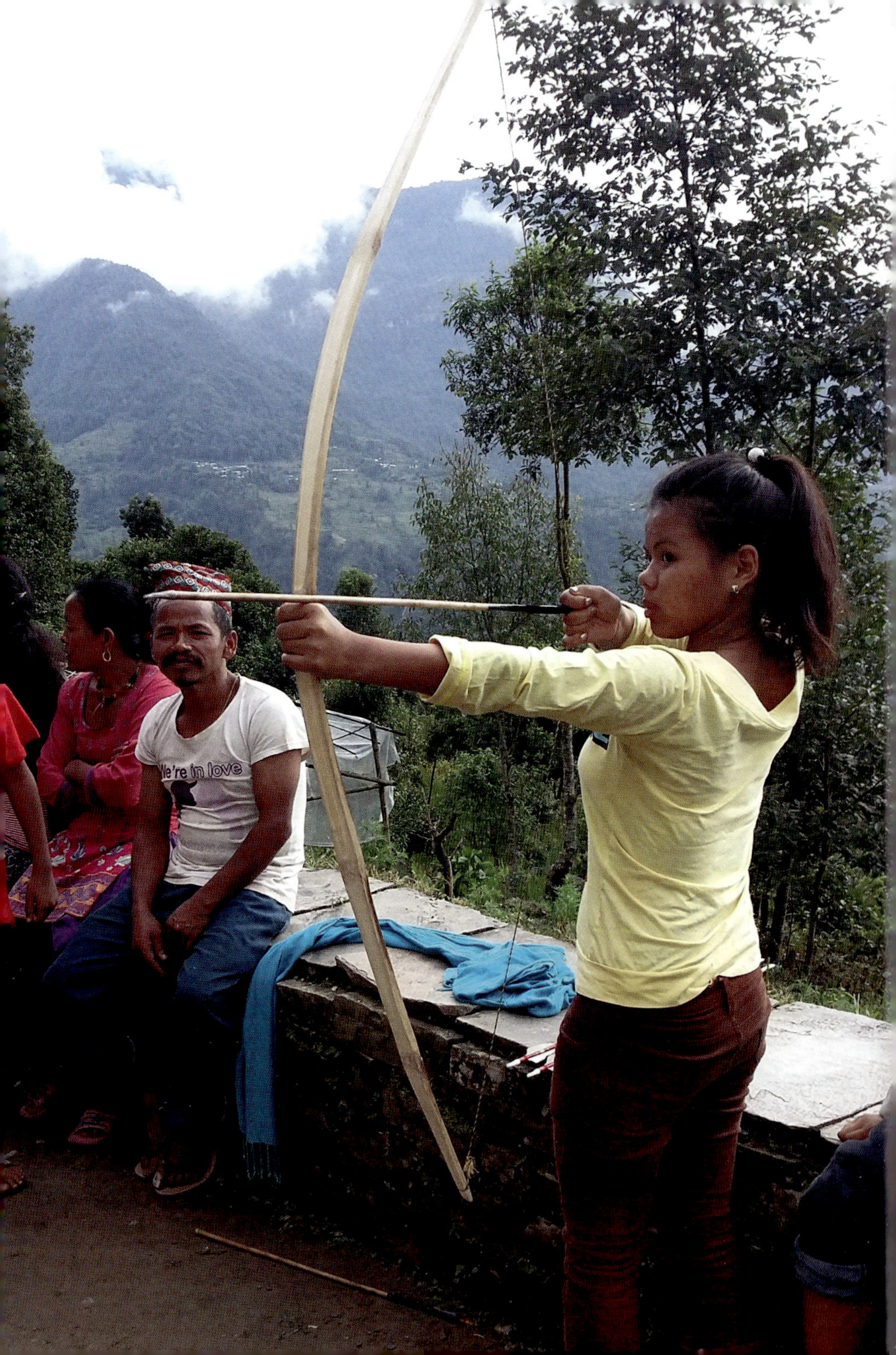
in love

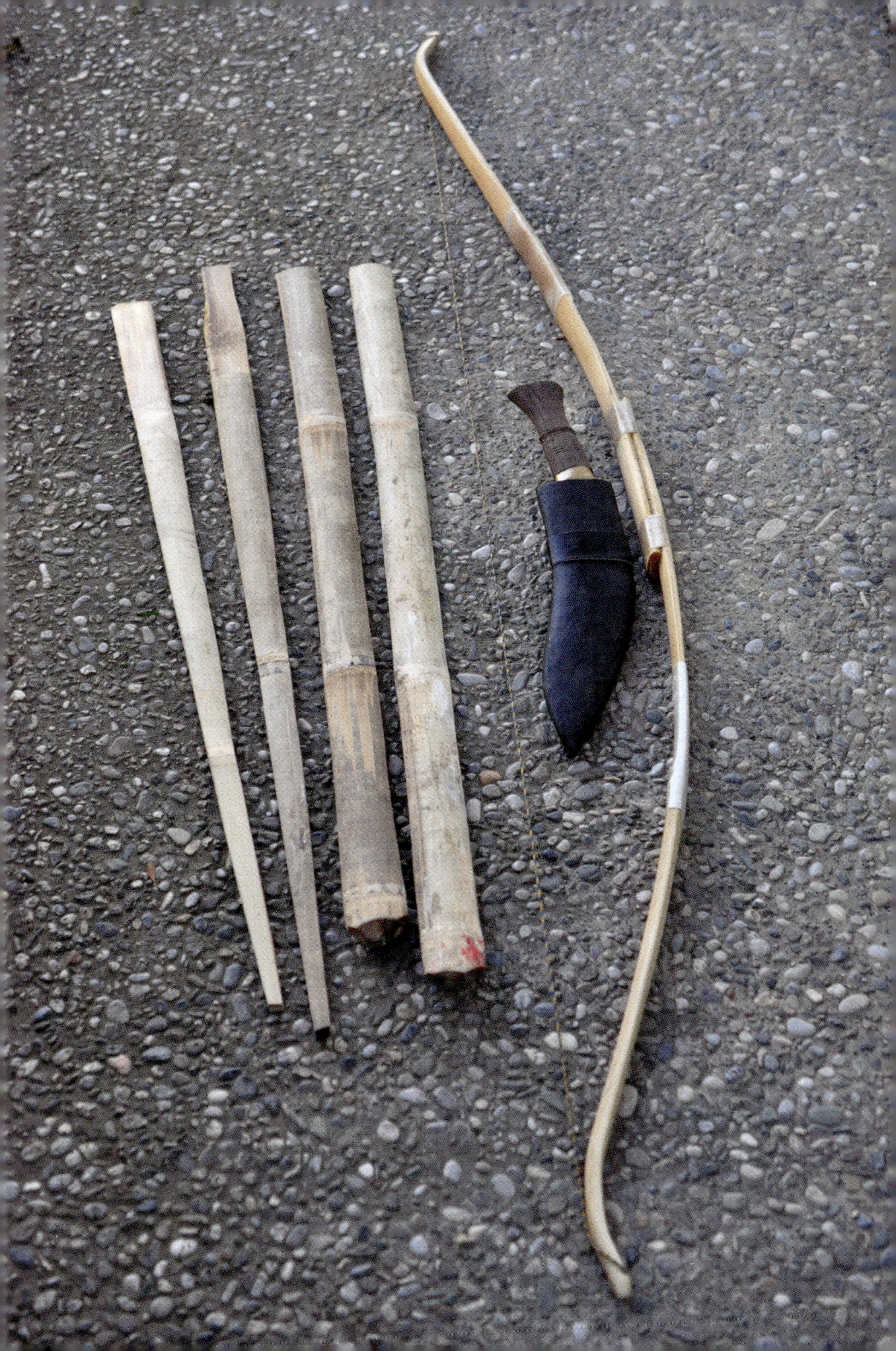

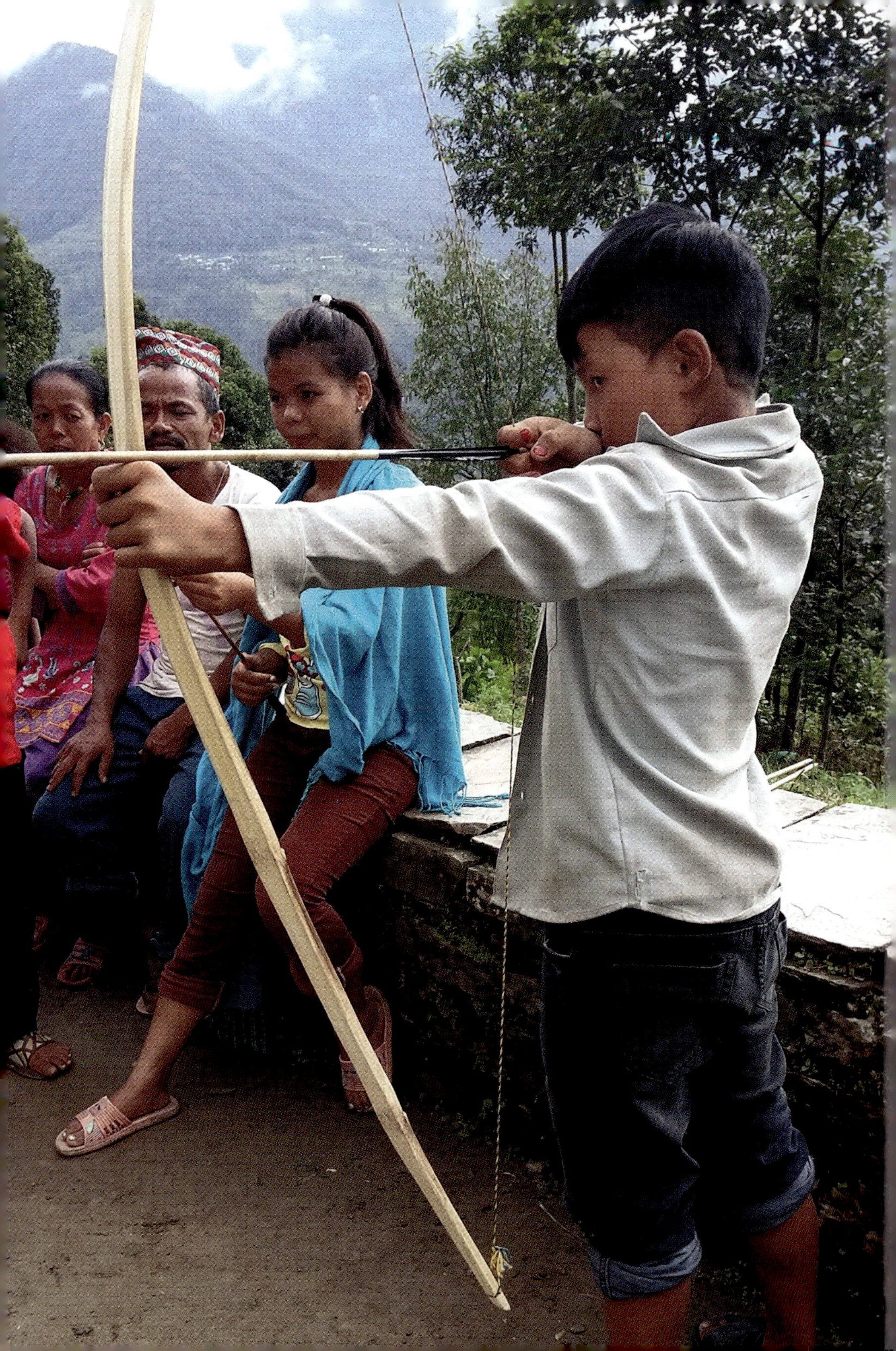

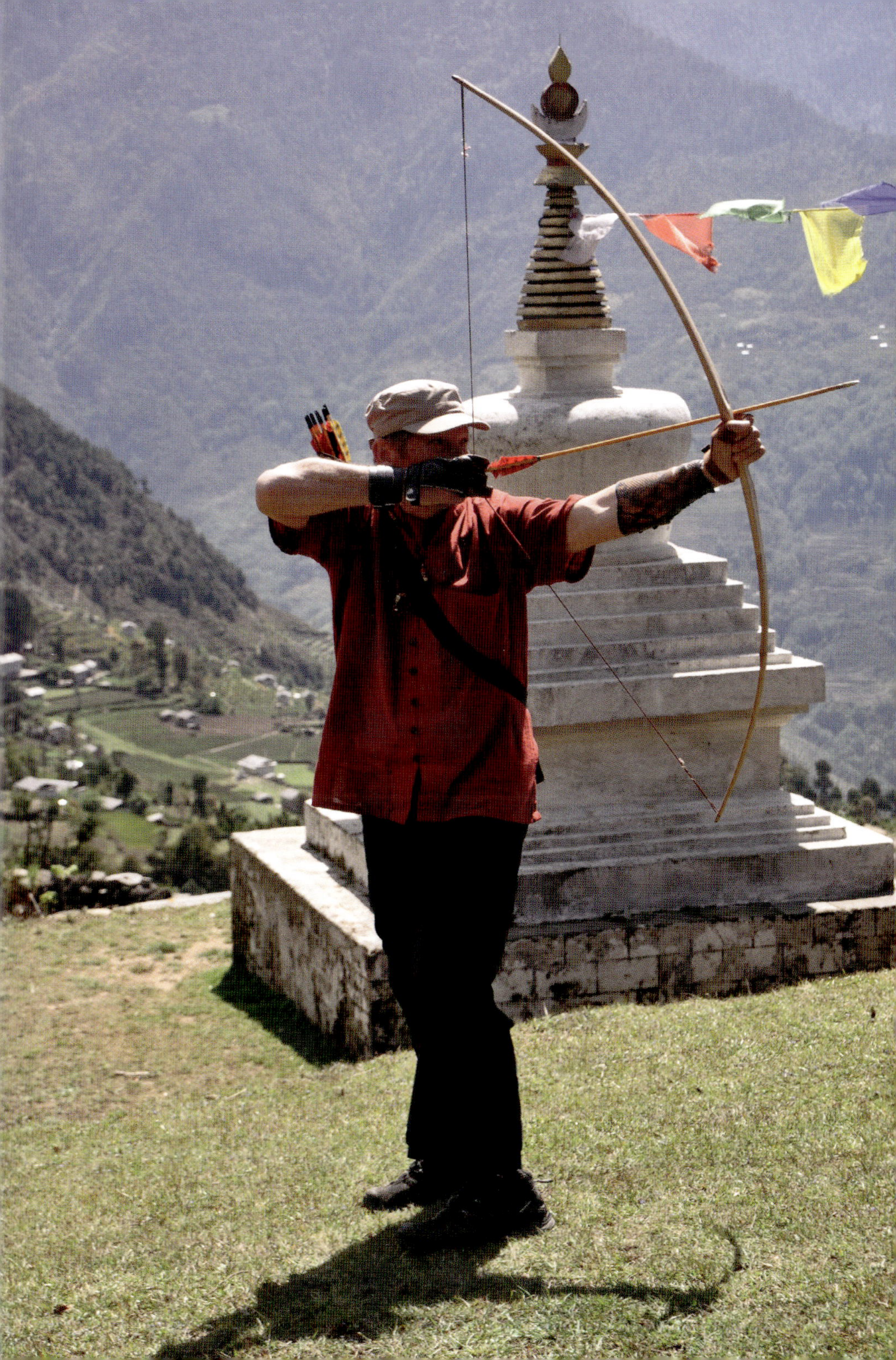

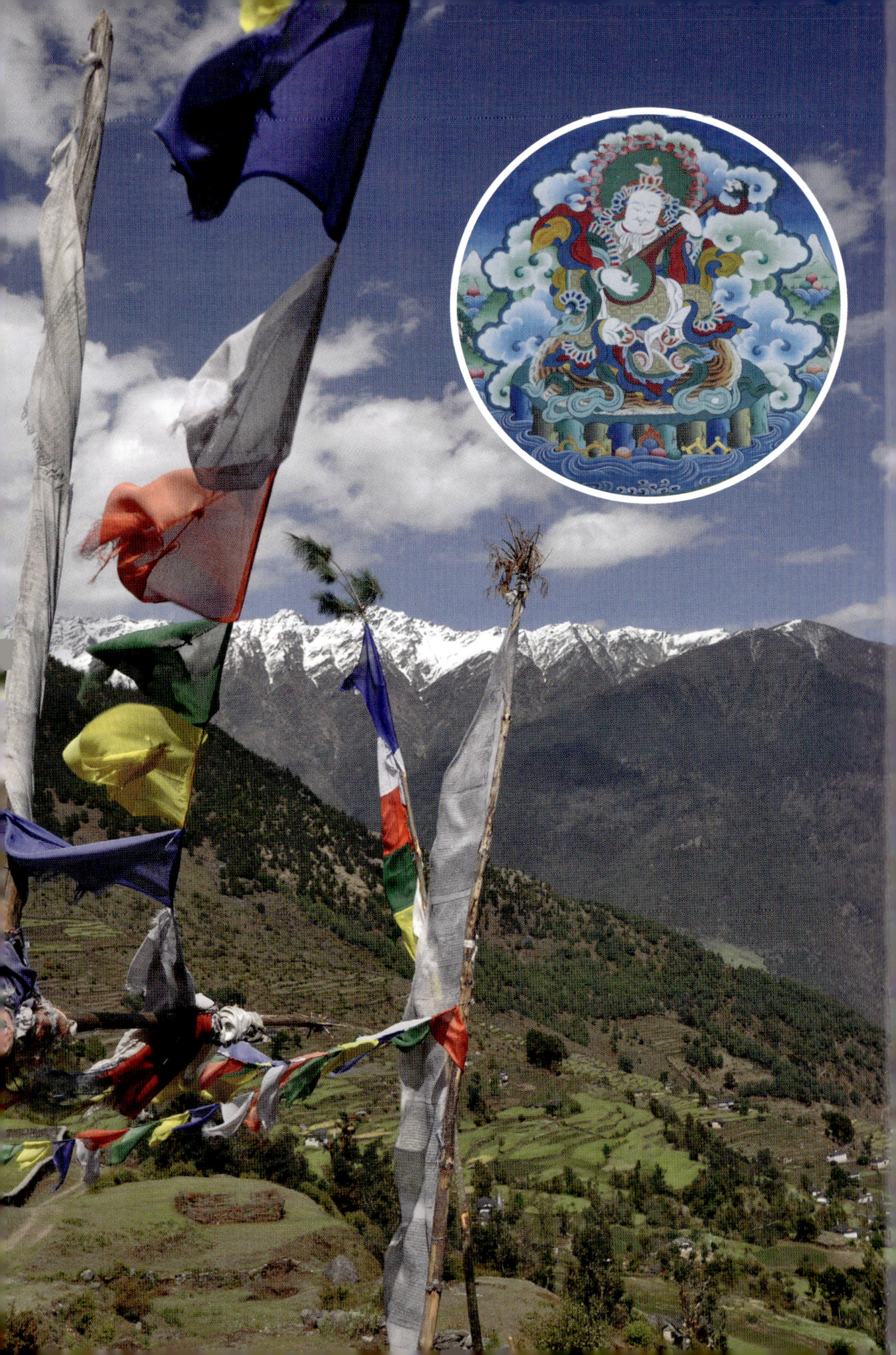

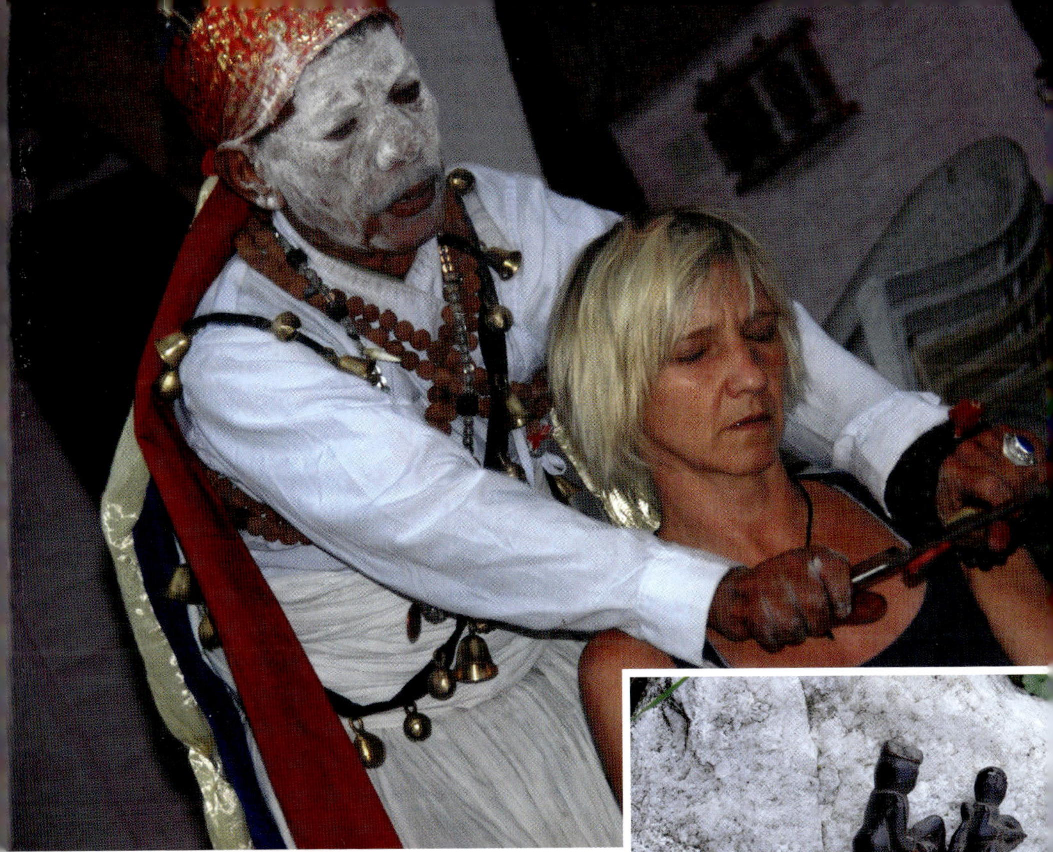
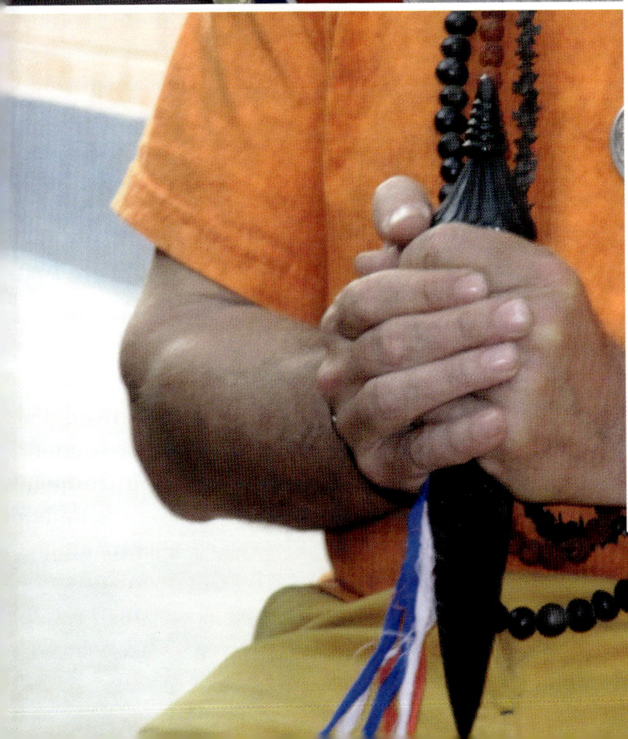
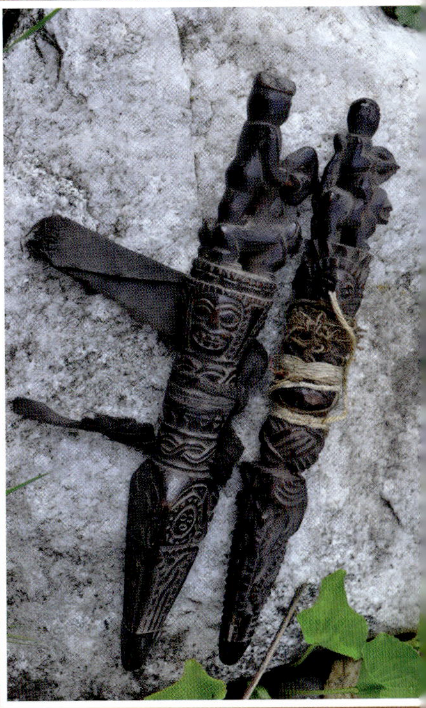

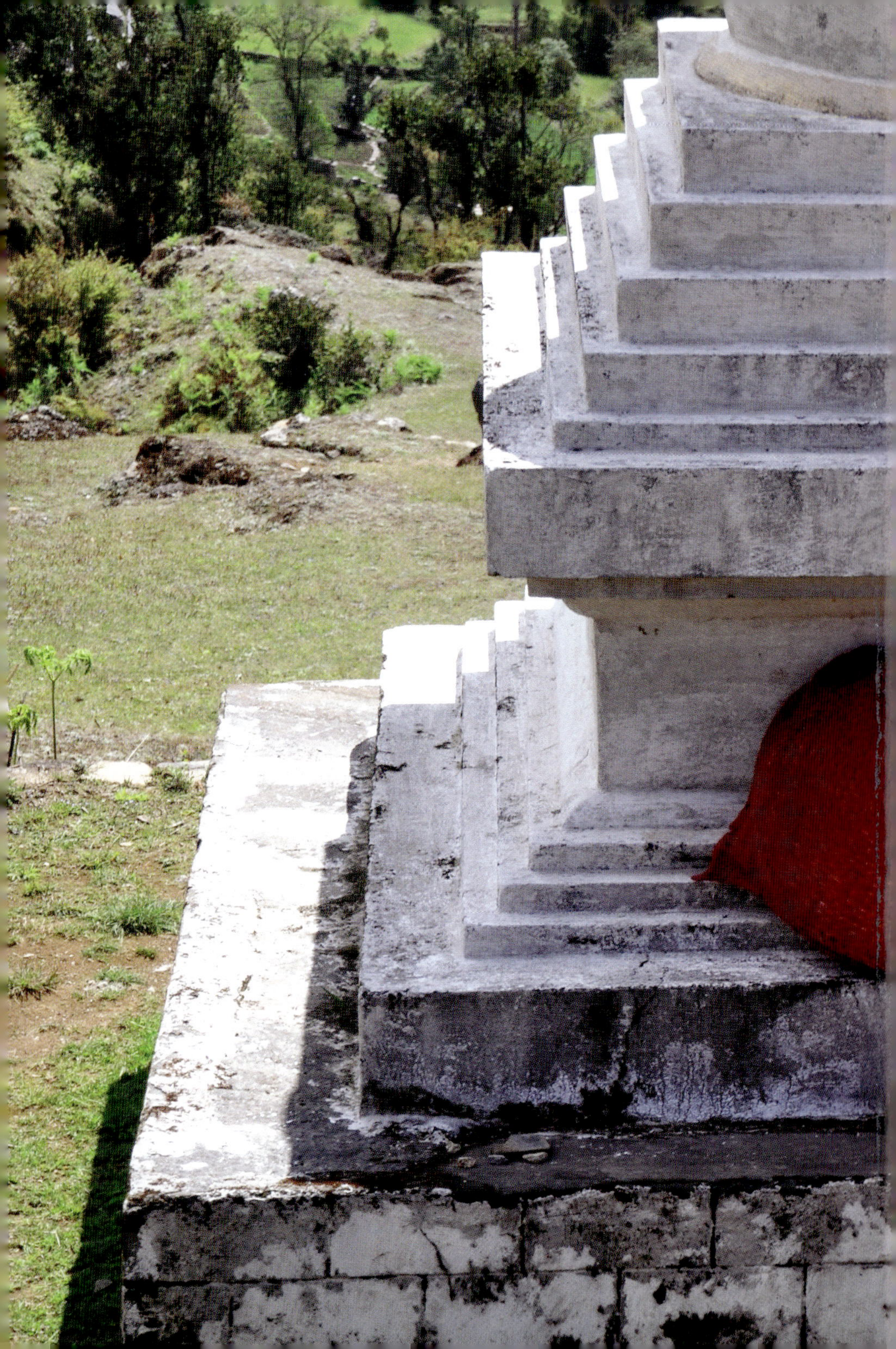

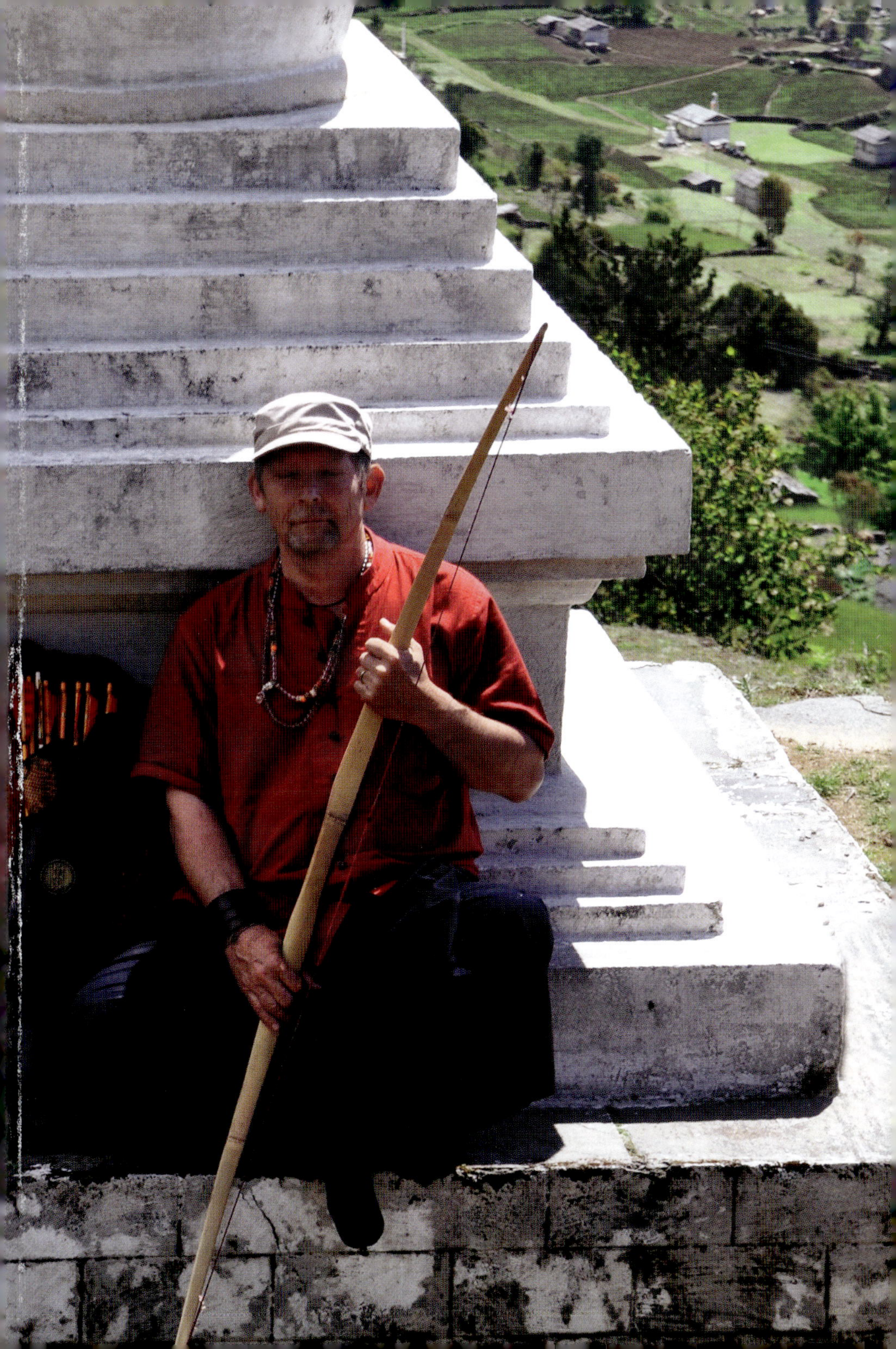

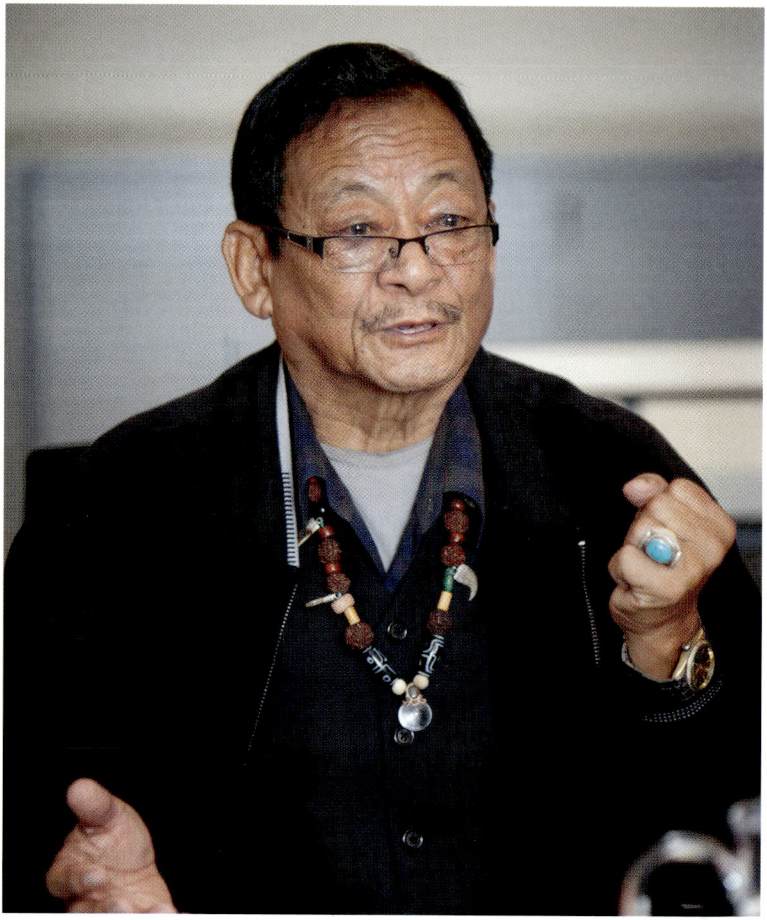

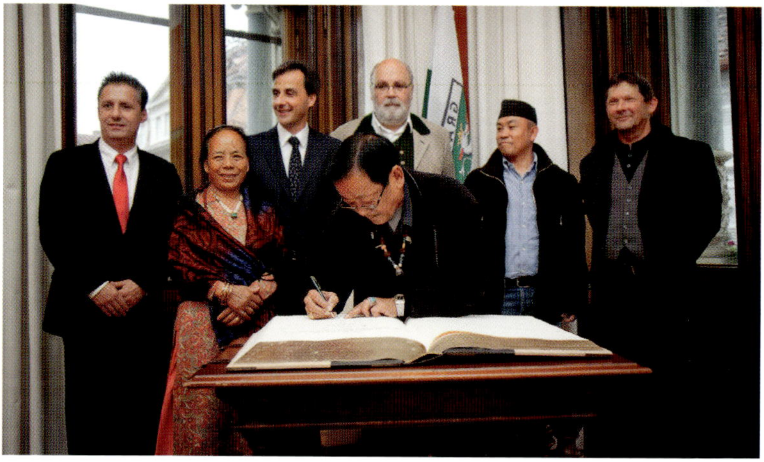

Mohan Rai, Eintrag in das Goldene Buch der Stadt Graz,
5. Oktober 2010 (Fotos: Stadt Graz/Fischer)